家庭必备
奇效偏方速查手册

柴瑞震 主编

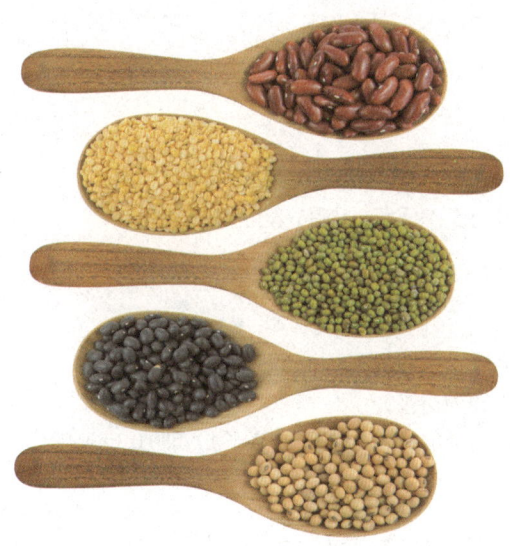

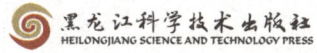

黑龙江科学技术出版社
HEILONGJIANG SCIENCE AND TECHNOLOGY PRESS

图书在版编目（CIP）数据

家庭必备奇效偏方速查手册 / 柴瑞震主编. — 哈尔滨：黑龙江科学技术出版社，2013.8（2024.2重印）
（健康大讲堂）
ISBN 978-7-5388-7647-5

Ⅰ. ①家… Ⅱ. ①柴… Ⅲ. ①土方-汇编 Ⅳ. ①R289.2

中国版本图书馆CIP数据核字(2013)第187767号

家庭必备奇效偏方速查手册
JIATING BIBEI QIXIAO PIANFANG SUCHA SHOUCE

主　　编	柴瑞震
责任编辑	王　姝
出　　版	黑龙江科学技术出版社
	地址：哈尔滨市南岗区公安街70-2号　邮编：150007
	电话：（0451）53642106　传真：（0451）53642143
	网址：www.lkcbs.cn
发　　行	全国新华书店
印　　刷	三河市天润建兴印务有限公司
开　　本	723 mm×1020 mm　1/16
印　　张	10
字　　数	100千字
版　　次	2013年11月第1版
印　　次	2013年11月第1次印刷　2024年2月第2次印刷
书　　号	ISBN 978-7-5388-7647-5
定　　价	59.00元

【版权所有，请勿翻印、转载】

序

　　偏方，是指药味不多，对某些病症具有独特疗效的方剂。偏方一直以来都深受人们的喜爱，民间自古就有"偏方治大病"的说法，直到今天，仍有很多饱受疾病困扰的患者在打听、寻找各种偏方。偏方之所以受欢迎，原因主要有四点。一是偏方疗效显著。除了日常生活中的小毛病，对许多慢性病、疑难杂症及一些突发情况等也有很好的治疗效果。二是偏方取材方便、经济实用。偏方多采用一些常见的药材和姜、枣、鸡蛋等日常食物，材料易找，价格低廉。三是偏方操作简便。只需对药材或食物进行简单处理，如煎煮、泡酒等，将其做成药膳或外敷，即可奏效。四是偏方副作用小。偏方多取材于人们日常饮食，所用的药材也是来自于大自然的天然植物，且仅仅采用几味药材，甚至是单味药材治病，如板蓝根治感冒，治病方式较为温和，副作用极小。可见，利用偏方治病，既见效又省事，既管用又安全，既实用又省钱，是不可多得的治病方法。

　　本书共分为九章，针对亚健康调理、家庭备用应急、常见病、儿童易患疾病、女性易患疾病、孕产妇易患疾病、男性易患疾病、中老年人易患疾病以及美容护理九个方面的病症，尽可能提供多种治病偏方，有食疗方、中药方、外敷方、按摩方、艾灸方等，便于读者因地、因时制宜，所列偏方体例简明，可速查速用，是现代人必备的家庭用书。

　　除儿童易患疾病、孕产妇易患疾病、老年人易患疾病的相关偏方药量适用于其自身外，其他偏方的药量，一律为成人用量，老人、儿童、孕产妇等患者的用量宜根据具体情况有所减少。本书所涉及的中药，除文中特别说明用"生"、"鲜"药外，均应采用正规中药店出售的中药。因为有的毒性较大的药材，必须经过专业加工，才能降低毒性，以保安全。

　　基于对读者负责任的态度，尤其需要提醒大家注意的是，本书所收偏方未必适用于所有人，即是说，有些偏方或许在某些人身上可以药到病除，在另外一部分人身上或许并无疗效，甚至适得其反。因此，在使用时应咨询中医师，根据自身条件斟酌用药。此外，重大疾病患者，本书虽有收录偏方，但建议患者及时接受专业医师诊治，以免延误病情。特此声明！

柴瑞震

目 录 | CONTENTS

第1章 亚健康调理偏方速查

免疫力低下..........010	烦躁易怒..........013
反复感冒..........010	性欲冷淡..........014
睡眠障碍..........011	食欲不振..........014
倦怠疲劳..........011	多汗..........015
面色萎黄..........012	头晕目眩..........015
畏寒肢冷..........012	肥胖..........016
腰酸腰痛..........013	单纯性消瘦..........016

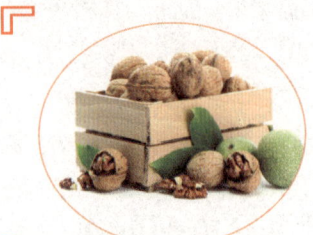 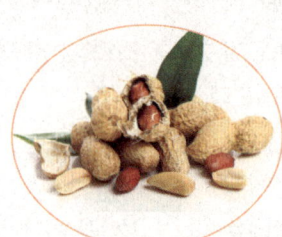 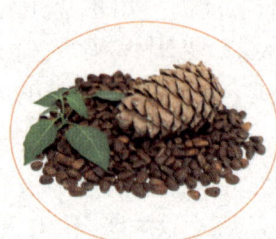

第2章 家庭备用应急偏方速查

解酒..........018	晕车晕船..........021
下火..........018	消化不良..........022
抽筋..........019	动物咬伤..........022
中暑..........019	跌打损伤..........023
昏厥..........020	腰扭伤..........023
宿醉..........020	烫伤..........024
流鼻血..........021	冻伤..........024

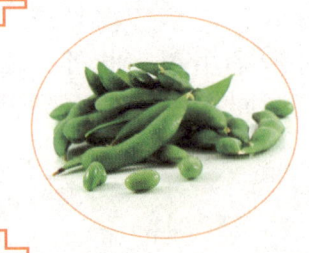 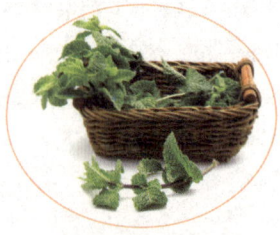 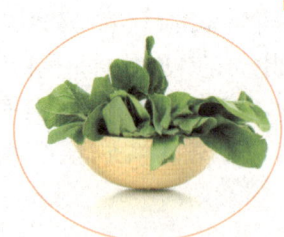

第3章 常见病奇效偏方速查

- 头痛 ……………………………… 026
- 发热 ……………………………… 026
- 风寒型感冒 ……………………… 027
- 风热型感冒 ……………………… 027
- 暑热型感冒 ……………………… 028
- 流行性感冒 ……………………… 028
- 咳嗽 ……………………………… 029
- 慢性支气管炎 …………………… 030
- 支气管哮喘 ……………………… 031
- 支气管扩张 ……………………… 032
- 肺炎 ……………………………… 032
- 肺结核 …………………………… 033
- 肺气肿 …………………………… 034
- 咽喉炎 …………………………… 034
- 鼻炎 ……………………………… 035
- 口腔溃疡 ………………………… 036
- 牙龈肿痛 ………………………… 037
- 牙痛 ……………………………… 037
- 胃痛 ……………………………… 038
- 急性肠胃炎 ……………………… 039
- 慢性胃炎 ………………………… 039
- 十二指肠溃疡 …………………… 040
- 胃下垂 …………………………… 041
- 呃逆 ……………………………… 041
- 恶心呕吐 ………………………… 042
- 腹泻 ……………………………… 043
- 便秘 ……………………………… 044
- 痢疾 ……………………………… 045
- 肝炎 ……………………………… 045
- 黄疸 ……………………………… 046
- 肝硬化 …………………………… 046
- 脂肪肝 …………………………… 047
- 脉管炎 …………………………… 048
- 阑尾炎 …………………………… 048
- 胆囊炎 …………………………… 049
- 胆结石 …………………………… 049
- 慢性肾炎 ………………………… 050
- 肾结石 …………………………… 050
- 尿路感染 ………………………… 051
- 盗汗 ……………………………… 051
- 眩晕 ……………………………… 052
- 贫血 ……………………………… 053
- 失眠 ……………………………… 054
- 水肿 ……………………………… 055
- 抑郁症 …………………………… 056
- 静脉曲张 ………………………… 056
- 疝气 ……………………………… 057
- 甲状腺肿大 ……………………… 058
- 脱肛 ……………………………… 058
- 痔疮 ……………………………… 059
- 肛裂 ……………………………… 060
- 手足癣 …………………………… 060
- 湿疹 ……………………………… 061
- 痱子 ……………………………… 062
- 斑秃 ……………………………… 062
- 少白头 …………………………… 063
- 银屑病 …………………………… 063
- 丹毒 ……………………………… 064
- 耳鸣 ……………………………… 064

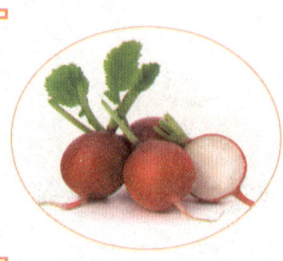
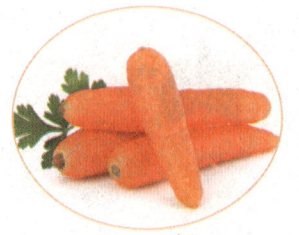
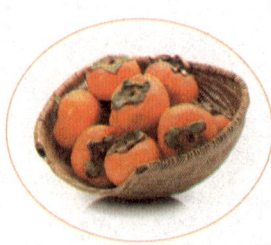

第4章 儿童易患疾病奇效偏方速查

- 小儿感冒 066
- 小儿咳嗽 067
- 小儿扁桃体炎 068
- 小儿腮腺炎 068
- 小儿百日咳 069
- 小儿厌食 070
- 小儿气管炎 071
- 小儿肥胖 071
- 小儿消化不良 072
- 小儿多动症 073
- 小儿呕吐 073
- 小儿腹泻 074
- 小儿痢疾 075
- 小儿鹅口疮 076
- 小儿流涎症 076
- 小儿遗尿 077
- 小儿疳积 078
- 小儿黄疸 078
- 小儿惊风 079
- 小儿夜啼 080
- 小儿发热 080
- 小儿麻疹 081
- 小儿风疹 082
- 小儿水痘 082

第5章 女性易患疾病奇效偏方速查

- 经前乳房胀痛 084
- 经前紧张症 085
- 月经先期 085
- 月经后期 086
- 月经先后无定期 086
- 月经过多 087
- 月经过少 087
- 经期延长 088
- 经间期出血 089
- 带下过多 089
- 带下过少 090
- 乳房下垂 090
- 月经不调 091
- 痛经 092
- 闭经 093
- 子宫颈炎 094
- 宫颈糜烂 094
- 子宫脱垂 095
- 子宫肌瘤 095
- 功能性子宫出血 096
- 子宫内膜异位症 096
- 子宫内膜癌 097
- 阴道瘙痒 097
- 阴道炎 098
- 白带增多 099
- 尿道炎 100
- 盆腔炎 100
- 乳腺增生 101

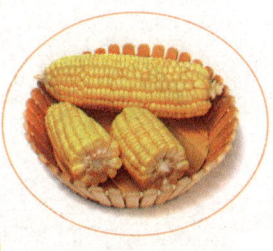
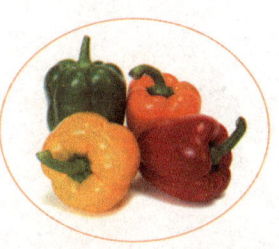
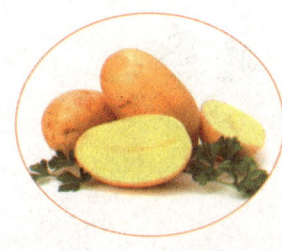

乳腺癌	101	卵巢早衰	103
不孕症	102	更年期综合征	104

第6章 孕产妇易患疾病奇效偏方速查

妊娠呕吐	106	产后汗证	111
妊娠肿胀	106	产后缺乳	112
妊娠胎动	107	回乳	112
妊娠贫血	107	产后体虚	113
妊娠高血压	108	产后抑郁	113
妊娠咳嗽	108	产后肥胖	114
先兆流产	109	产后小便不通	114
习惯性流产	109	乳痈	115
产后血晕	110	乳腺炎	115
产后腹痛	110	乳头破裂	116
产后恶露不绝	111		

第7章 男性易患疾病奇效偏方速查

阳痿	118	血精	122
异常勃起症	119	无精症	122
性欲减退	119	不射精症	123
早泄	120	附睾炎	123
遗精	121	睾丸炎	124

睾丸肿大	125	前列腺增生	129
尿频	125	阴囊肿痛	129
尿出血	126	阴囊湿疹	130
小便赤涩	126	阴茎肿大	130
膀胱炎	127	男性不育症	131
前列腺炎	128	男性更年期综合征	132

第8章 中老年人易患疾病奇效偏方速查

高脂血症	134	尿失禁	144
糖尿病	135	落枕	144
高血压	136	风湿性关节炎	145
低血压	137	痛风	146
心律失常	137	腰椎间盘突出	146
冠心病	138	骨质疏松	147
心绞痛	139	骨质增生	148
脑梗死	139	肩周炎	148
动脉粥样硬化	140	颈椎病	149
偏头痛	141	神经衰弱	150
老年哮喘	142	记忆力下降	151
睡眠呼吸暂停综合征	142	脱发	151
脑卒中	143	阿尔茨海默病	152

第9章 美容护理奇效偏方速查

消除黑眼圈	154	滋润美白	157
防治嘴唇干裂	154	悦颜去皱	158
抚平青春痘	155	祛斑淡斑	158
缓解过敏	155	排毒轻身	159
清除狐臭	156	洁齿白牙	159
保持口气清新	156	去除黑头	160
肌肤保湿	157	润发香发	160

第1章
亚健康调理偏方速查

● 永远忙不完的工作、复杂的人际关系、家庭的重担等等，这一系列的事情不仅让人心累，身体也疲劳乏力、反应迟钝，对什么事都提不起劲，常常感到焦虑、烦躁，这就是所谓的"亚健康"。随着社会生活节奏加快，人们的工作与生活的压力增大，尤其是在繁忙嘈杂的都市，亚健康人群越来越多。面对亚健康，人们又该采取什么措施呢？本章介绍了14种亚健康症状，并分别提供了每种症状的一系列奇效小偏方，人们可根据自己的症状选择适合的偏方改善身体状况。

免疫力低下

[病症陈述] 免疫力是人体自身的防御机制，是人体识别和消灭外来侵入的任何异物（病毒、细菌等），处理衰老、损伤、死亡、变性的自身细胞以及识别和处理体内突变细胞和病毒感染细胞的能力。

【材料准备】

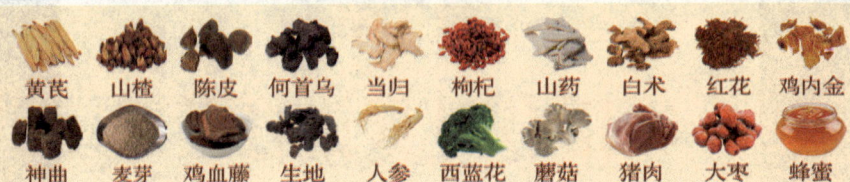

黄芪　山楂　陈皮　何首乌　当归　枸杞　山药　白术　红花　鸡内金
神曲　麦芽　鸡血藤　生地　人参　西蓝花　蘑菇　猪肉　大枣　蜂蜜

【食疗偏方】

【西蓝花炒肉片】将200克猪肉洗净，切片，入锅氽去血水，备用；100克西蓝花洗净，切成小朵；15克蘑菇洗净，撕成小片；锅内放油烧热，下入猪肉翻炒，再放入西蓝花、蘑菇炒熟，加盐调味即可。此方可以增强免疫力。

【中药偏方】

【补血方】当归、黄芪、山楂、神曲、麦芽、陈皮、鸡血藤、生地、枸杞、何首乌、人参、白术、山药各10克，红花、鸡内金各5克，大枣50克。水煎，加50克蜂蜜调服，每日1剂，分3次服用。本方适用于营养不良而血虚所致免疫力低下者。

反复感冒

[病症陈述] 感冒在中医上称为"伤风"，是由多种病毒或细菌引起的一种呼吸道常见病。如果没有及时控制好，病毒又重新复制，再次发病，导致感冒缠绵难愈或反复感冒。

【材料准备】

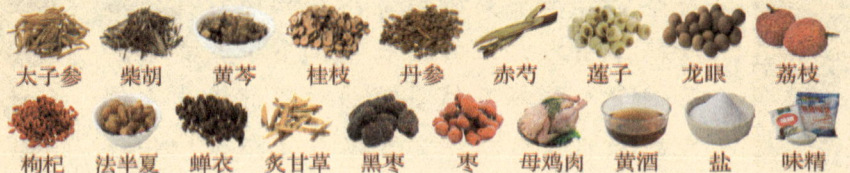

太子参　柴胡　黄芩　桂枝　丹参　赤芍　莲子　龙眼　荔枝
枸杞　法半夏　蝉衣　炙甘草　黑枣　枣　母鸡肉　黄酒　盐　味精

【食疗偏方】

【龙眼荔枝鸡汤】500克母鸡肉洗净，切成大块，入锅氽去血水，捞起冲干净浮沫，稍微沥干，备用；龙眼、荔枝、黑枣、莲子、枸杞各15克；与鸡肉共熬成汤，加入黄酒、盐、味精调味即成。此方适用于反复感冒者。

【中药偏方】

【太子参黄芩汤】太子参、黄芩、法半夏、赤芍、丹参各6克，柴胡4.5克，桂枝、蝉衣、炙甘草各3克，红枣12克。以上药，入锅，用冷水浸泡15分钟，然后煎服。每日1剂，分3次服用。本方适用于小儿反复上呼吸道感染感冒者。

睡眠障碍

[病症陈述] 睡眠障碍是指睡眠量的异常、睡眠质的异常，或在睡眠时发生某些临床症状，其中以失眠症最为常见。睡眠障碍常常由长期的思想矛盾或精神负担过重、劳逸结合长期处理不当、病后体弱等原因引起。

【材料准备】

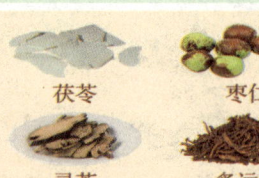
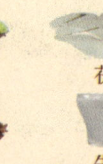
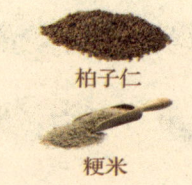
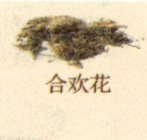

茯苓　枣仁　茯神　柏子仁　合欢花
灵芝　炙远志　牛奶　粳米

【食疗偏方】

【茯苓枣仁粥】 100克粳米洗净，与20克茯苓粉、10克枣仁末同入锅，小火煮成粥，加入白糖，早晚分食。此方可宁心安神。

【茯神牛奶饮】 10克茯神粉用少量凉开水化开，再将200克煮沸的鲜牛奶冲入即成。早晚分服。此方适用于睡眠障碍等亚健康状态。

【中药偏方】

【柏子仁合欢茶】 柏子仁15克，合欢花6克，洗净后共放入茶杯中，沸水冲泡，加盖焖10分钟。代茶频饮。此方可以安神催眠。

【灵芝远志茶】 灵芝10克，炙远志5克，洗净切成薄片，放入茶杯中，沸水冲泡，加盖焖30分钟。代茶频饮。此方可以益气养血，宁心安神。

倦怠疲劳

[病症陈述] 疲劳是一种主观不适感觉，感觉疲劳不是特异症状，很多疾病都可引起疲劳，不同疾病引起不同程度的疲劳。倦怠疲劳常会出现精力不够、无精打采、注意力不集中、容易被干扰和吸引、记忆力差等症状。

【材料准备】

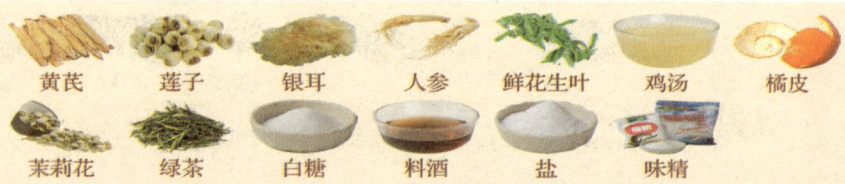

黄芪　莲子　银耳　人参　鲜花生叶　鸡汤　橘皮
茉莉花　绿茶　白糖　料酒　盐　味精

【食疗偏方】

【鲜莲银耳汤】 15克莲子去心，泡发；银耳10克，泡发，加入适量鸡汤蒸1小时，放入料酒、盐、味精、白糖调味，再放入莲子即可。此方可以补脾安神，适合健康人消除疲劳。

【花生叶汤】 取鲜花生叶适量，煎水取汁，睡前服。

【中药偏方】

【人参汤】 人参5克，橘皮10克，白糖30克。前两味煎汁加入白糖调匀饮用。本方适用于脾气虚弱所致倦怠疲劳者。

【人参黄芪茶】 人参3克，茉莉花10克，黄芪3克，绿茶适量。水煎，不拘时，代茶饮。本方适用于气短乏力、病后亏虚、倦怠神疲者。

面色萎黄

[病症陈述] 面色萎黄指面部呈现枯萎晦黄的病色。多因脾胃虚弱，气血不能上荣所致。面色萎黄者常伴有神疲倦怠、语言低微、畏冷便溏、脉形无力等症状。常见于慢性消耗性疾患、失血、久痢、胃脘痛、贫血等症。

【材料准备】

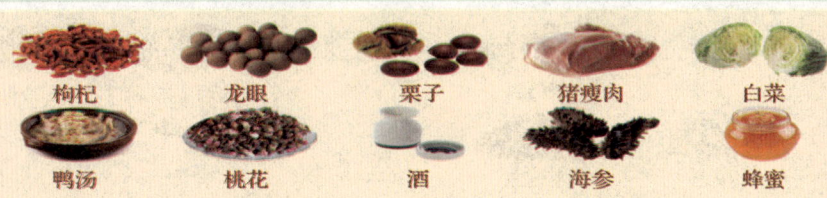

枸杞　　龙眼　　栗子　　猪瘦肉　　白菜
鸭汤　　桃花　　酒　　　海参　　　蜂蜜

【食疗偏方】

【海参炖鲜笋】 50克猪瘦肉洗净切丝；200克水发海参洗净切长条；100克鲜笋，洗净切片。共入锅，加水炖熟，加盐调味即可。

【栗子白菜鸭汤】 100克白菜洗净，切小片；200克栗子去壳去衣，洗净。白菜、栗子入锅，加适量鸭汤煮熟，加盐调味即可。

【中药偏方】

【桃花酒】 50克鲜桃花阴干，置于酒中浸泡，以酒高出桃花为度，15天后服用，每日饮15毫升。此方适用于肝气不舒引起的面色土黄。

【枸杞龙眼膏】 枸杞、龙眼各500克，入锅熬两次，将汁液混合，小火熬至稀膏状，隔水蒸熟，加蜂蜜拌匀装瓶。早晚空腹各服1次，每次3匙。

畏寒肢冷

[病症陈述] 怕冷、手脚冰凉，这主要是因为自然界的温度降低，而人体自身的阳气也会不足，身体出现虚的表现。畏寒肢冷往往伴随腰膝酸痛、神疲倦卧、少气懒言、口淡不渴等肾虚病症。

【材料准备】

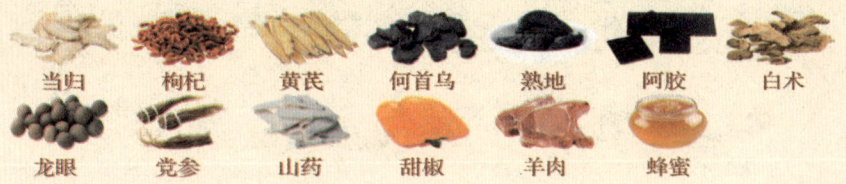

当归　　枸杞　　黄芪　　何首乌　　熟地　　阿胶　　白术
龙眼　　党参　　山药　　甜椒　　　羊肉　　蜂蜜

【食疗偏方】

【姜蒜炒羊肉丝】 50克甜椒洗净，切丝备用；250克羊肉洗净，切丝，加适量黄酒、精盐后拌匀；另取适量淀粉、酱油拌匀，调成芡汁备用；锅内放油烧热，下姜丝和甜椒丝翻炒，加入羊肉丝炒熟，加芡汁炒匀即可。本方适用于畏寒怕冷、手足发凉等亚健康状态。

【中药偏方】

【补血方】 当归、黄芪按照1∶5的比例配伍，可以泡茶或煎服，本方适用于气血虚弱所致畏寒肢冷者。

【当归山药膏】 当归、枸杞、何首乌、熟地、阿胶、龙眼、生黄芪、党参、白术、山药各50克，共熬成膏，加蜂蜜调味。每日早晨开水冲服1匙。

腰酸腰痛

[病症陈述] 腰酸是指腰部酸楚不适，脊柱骨关节及其周围软组织的疾患，以及脊髓和脊椎神经疾患都能引起腰酸。西医的肾脏疾病、风湿病、腰肌劳损、脊椎及脊髓疾病等所致腰痛，可参照该证辨证论治。

【材料准备】

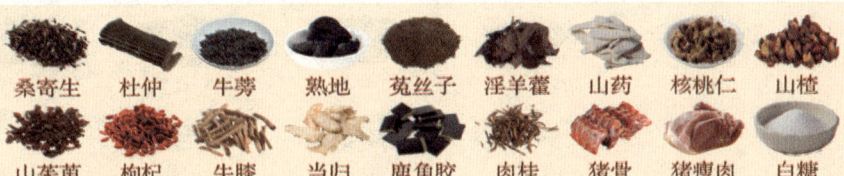

桑寄生　杜仲　牛蒡　熟地　菟丝子　淫羊藿　山药　核桃仁　山楂
山茱萸　枸杞　牛膝　当归　鹿角胶　肉桂　猪骨　猪瘦肉　白糖

【食疗偏方】

【桑寄生杜仲猪骨汤】200克猪骨剁块，洗净汆水；与50克桑寄生、15克杜仲共入锅，加水熬成汤，加盐调味即成。本方能改善腰酸背痛、乏力。

【牛蒡肉丝】100克牛蒡去皮洗净切丝；150克猪瘦肉洗净切丝；锅内放油，放肉丝翻炒，再入牛蒡丝翻炒至熟，加盐调味即可。

【中药偏方】

【核桃山楂饮】150克核桃仁加水榨汁；50克山楂水煎半小时，去渣取汁，复置火上，加白糖搅拌，待溶化后倒入核桃仁汁，煮沸温服。

【熟地菟丝子方】熟地、菟丝子、淫羊藿各12克，山药、山茱萸、枸杞各15克，牛膝、当归、鹿角胶（烊化）各10克，肉桂8克。水煎分3次服。

烦躁易怒

[病症陈述] 烦躁表现为心中烦闷不安，急躁易怒，甚则手足动作及行为举止躁动不宁。中医学认为，烦躁易怒是由于主要为肝郁气滞、肝火上炎、脾虚肝乘等。主要表现为，做错了一点小事就烦躁，睡不着。

【材料准备】

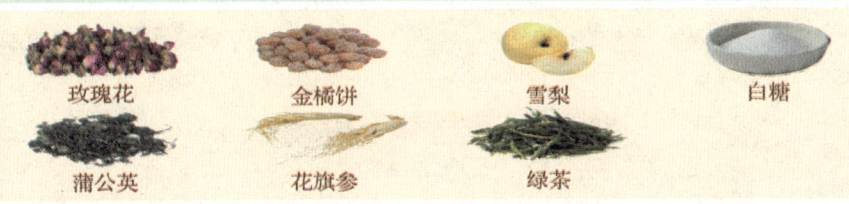

玫瑰花　金橘饼　雪梨　白糖
蒲公英　花旗参　绿茶

【食疗偏方】

【玫瑰金橘饮】6克玫瑰花瓣，洗净晾干，与半块切碎的金橘饼同放入有盖杯中，沸水冲泡，闷10分钟即可，当茶频饮。此方可以疏肝解郁。

【雪梨饮】将3个雪梨洗净，去皮去核，切片，入锅后中火煮沸，改小火炖20分钟，加入20克白糖调味即可。此方可除烦安神。

【中药偏方】

【蒲公英茶】蒲公英适量，泡茶饮用，每次20克，分3次服用。本方适用于肝火旺盛所致烦躁易怒者。

【花旗参茶】将9克花旗参、5克玫瑰花、3克绿茶分别洗净，共放入茶杯中，加入适量沸水冲泡即可，代茶饮。此方可疏肝健脾。

性欲冷淡

[病症陈述] 性欲低下是指在性刺激下，没有进行性交的欲望，对性交意念冷淡，而且阴茎也难以勃起的一种性功能障碍。中医认为，性欲冷淡的病位在心、肝、脾、肾；病由为先后天不足、情志内伤、久病体虚所致。

【材料准备】

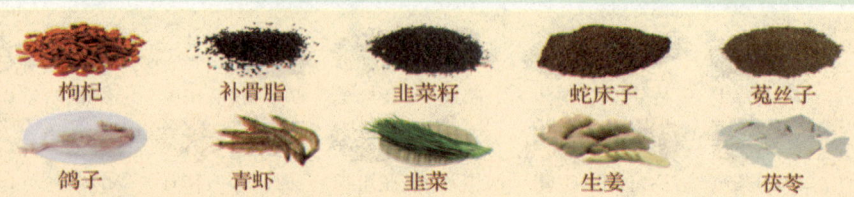

枸杞　补骨脂　韭菜籽　蛇床子　菟丝子
鸽子　青虾　韭菜　生姜　茯苓

【食疗偏方】

【枸杞鸽子汤】枸杞30克；鸽子1只，处理干净，放入炖锅，加水适量，隔水炖至九成熟，放入枸杞煮熟，吃肉喝汤。此方可治性欲低下。

【青虾炒韭菜】韭菜100克，洗净切段；青虾250克，以素油煸炒，烹黄酒、酱油、醋、姜片等调料，再下韭菜炒熟即可。此方可治性欲低下。

【中药偏方】

【补骨脂汤】240克补骨脂，120克茯苓，60克韭菜子浸入陈醋内，醋高过药面一指，加热煮沸，取渣令干为末，做成丸。此方适用于性欲减退。

【蛇床菟丝子汁】将90克蛇床子和150毫升熬好的菟丝子汁相合，外涂于阴茎上，日五遍。此方可以温肾壮阳。

食欲不振

[病症陈述] 食欲不振是指进食的欲望降低，完全的不思进食则称厌食。中医学认为，食欲不振多由于感受寒邪、饮食所伤、肝气犯胃、湿热内蕴、脾胃虚弱、胃阴不足、肾阳虚衰等原因所致。

【材料准备】

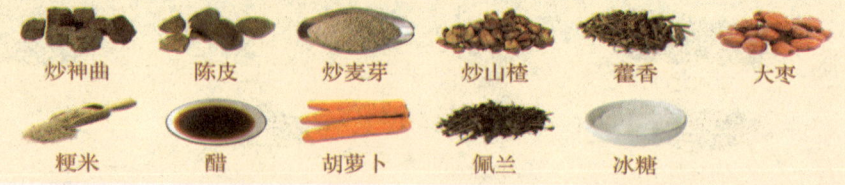

炒神曲　陈皮　炒麦芽　炒山楂　藿香　大枣
粳米　醋　胡萝卜　佩兰　冰糖

【食疗偏方】

【大枣粥】大枣10枚，粳米50克，冰糖适量。将粳米、大枣，一同熬粥，熬好后加入冰糖即可。

【醋拌胡萝卜丝】将胡萝卜洗净切丝，再用适量的醋拌匀，即可食用。此方可以提高人的食欲。

【中药偏方】

【神曲山楂饮】炒神曲、炒麦芽、炒山楂各10克，藿香、佩兰各6克。水煎服。此方对脾湿食积所致的食欲不振、口淡有治疗作用。

【山楂陈皮粉】炒神曲、炒山楂、陈皮各3克，共研细粉，用水适量调成稠糊状备用。此方对老人食欲不振、腹胀、便秘有一定疗效。

多汗

[病症陈述] 多汗，即汗腺分泌过多。可分生理性多汗和病理性多汗。生理性多汗属于正常现象；病理性多汗则表现为无论炎夏酷暑还是天寒地冻，手掌及足底及腋下总是多汗、湿冷，有时还呈滴珠状出汗。

【材料准备】

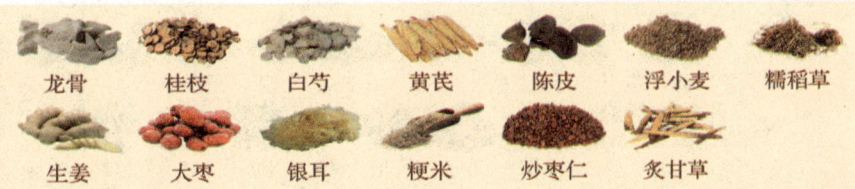

龙骨　桂枝　白芍　黄芪　陈皮　浮小麦　糯稻草
生姜　大枣　银耳　粳米　炒枣仁　炙甘草

【食疗偏方】

【姜枣汤】生姜3片，大枣4枚，桂枝、白芍各6克。共入锅，加水煮开后改小火，再煮15分钟关火。倒出药汁，加入适量红糖调味即可。

【银耳莲子粥】将10克泡好的银耳与15克莲子、6枚大枣，同50克粳米一同放进锅里熬成粥，加入调味料即可食用。本方可治多汗。

【中药偏方】

【黄芪陈皮饮】黄芪60克，陈皮50克，搓为细末，再用开水冲服。

【浮小麦茶】浮小麦24克，糯稻草30克。泡作茶饮，随时饮用。

【黄芪龙骨汤】桂枝、白芍、大枣各10克，黄芪、龙骨各30克，炒枣仁、浮小麦各20克，炙甘草6克。水煎服，每日1剂，分3次服。

头晕目眩

[病症陈述] 头晕即头脑昏沉，视物昏花旋转，严重者张目即觉天旋地转，不能站立。目眩即自觉眼前发黑，视物昏花晃动的表现。头晕目眩，是一种常见的脑部功能性障碍，也是临床常见的症状之一。

【材料准备】

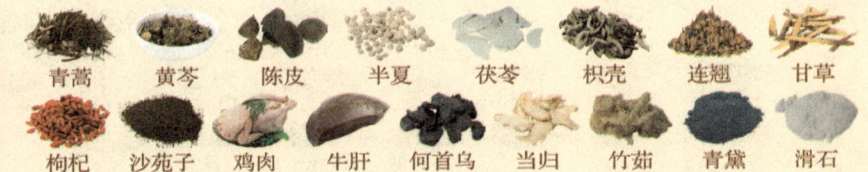

青蒿　黄芩　陈皮　半夏　茯苓　枳壳　连翘　甘草
枸杞　沙苑子　鸡肉　牛肝　何首乌　当归　竹茹　青黛　滑石

【食疗偏方】

【首乌当归汤】鸡肉250克洗净，何首乌、当归、枸杞各20克，共入锅，加水煮熟，加盐调味，食肉饮汤。本方治疗肝血不足所致的头晕眼花。

【牛肝枸杞汤】将牛肝100克切成片，与枸杞30克加水共煮，加入调味料即可。此方可补血养肝，治疗肝血不足所致的头晕、眼花。

【中药偏方】

【沙苑子散】将500克沙苑子（盐炙）500克，研成细末，可治疗肝肾不足所引起的头晕目眩。

【青蒿陈皮方】青蒿、黄芩、陈皮、茯苓、枳壳、连翘各12克，半夏10克，竹茹、甘草各10克，青黛6克，滑石15克。水煎，每日1剂，分3次服。

肥胖

[病症陈述] 肥胖是指一定程度的明显超重与脂肪层过厚，是体内脂肪，尤其是三酰甘油积聚过多而导致的一种状态。是由于食物摄入过多或机体代谢的改变而导致体内脂肪积聚过多造成体重过度增长。

【材料准备】

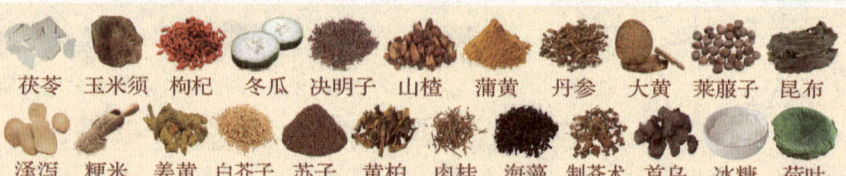

茯苓　玉米须　枸杞　冬瓜　决明子　山楂　蒲黄　丹参　大黄　莱菔子　昆布
泽泻　粳米　姜黄　白芥子　苏子　黄柏　肉桂　海藻　制苍术　首乌　冰糖　荷叶

【食疗偏方】

【茯苓粥】 将15克茯苓磨成粉，加入60克粳米煮粥，加冰糖即可。
【冬瓜汤】 250克冬瓜连皮煎汤饮服。本方能利水消肿，减肥轻身。
【玉米须茶】 玉米须阴干。用玉米须30克加400毫升水，烧开后当茶饮服。此方能利水消肿，减少胆固醇的存积。

【中药偏方】

【泽泻荷叶方】 蒲黄、大黄、姜黄、白芥子、苏子、莱菔子、黄柏、肉桂各10克，生山楂、昆布、海藻、泽泻、制苍术各20克，枸杞10克，荷叶30克。水煎服，每日1剂，分3次服用。
【降脂汤】 首乌、决明子各15克，丹参20克。水煎服，每日1剂。

单纯性消瘦

[病症陈述] 单纯性消瘦包括体质性消瘦和外源性消瘦。外源性消瘦通常受饮食、生活习惯和心理等各方面因素的影响。食物摄入量不足、偏食、厌食、生活不规律、缺乏锻炼、过度疲劳等都是导致外源性消瘦的原因。

【材料准备】

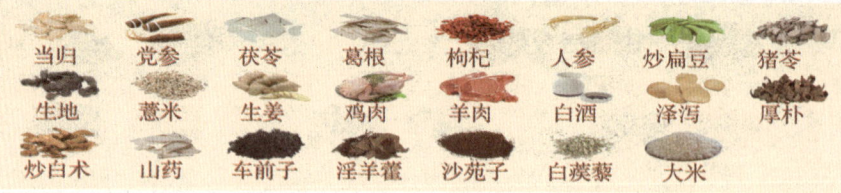

当归　党参　茯苓　葛根　枸杞　人参　炒扁豆　猪苓
生地　薏米　生姜　鸡肉　羊肉　白酒　泽泻　厚朴
炒白术　山药　车前子　淫羊藿　沙苑子　白蒺藜　大米

【食疗偏方】

【当归生姜羊肉汤】 当归30克，生姜15克，羊肉150克，加水适量，煮至羊肉熟烂为止，加盐等调味，吃肉饮汤。适用于形体消瘦者。
【鸡肉粥】 100克鸡肉洗净切丝，用淀粉、酱油调匀；50克薏米、50克大米淘净，加水煮沸，下鸡肉、姜煮粥，加调味料即可。

【中药偏方】

【车前子山药汤】 党参、茯苓、葛根各15克，炒扁豆、猪苓、泽泻、厚朴各10克，炒白术12克，山药、车前子各30克，水煎，每日1剂，分3次服。
【滋补药酒】 人参、生地、枸杞各25克，淫羊藿、沙苑子、白蒺藜各15克，以1升白酒浸泡，每日1次，每次10毫升。

第2章
家庭备用应急偏方速查

● 在日常生活中，难免会遇到一些或大或小的意外。如醉酒、中暑、昏厥、抽筋、流鼻血、晕车晕船、食物中毒、跌打损伤、烫伤、骨折等等，在面对这些突如其来的"灾难"时，人们往往会显得束手无策。如何能在紧急的关头找到对应的治疗方法呢？本章将给你一个满意的答案。本章介绍了14种人们在生活中经常遇到的意外病症，还分别给每种病症提供了一系列的食疗偏方及中药偏方，让人们在意外降临的第一时间迅速找到相应的对抗方法，脱离疾病困扰。

解酒

[病症陈述] 当乙醛含量过高时，人体无法及时分解，乙醛进入血液并被吸收，导致对人体重要器官和功能严重损伤。使人从醉酒的状态中醒过来，恢复意识或回复自制力，就叫解酒。

【材料准备】

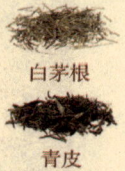 白茅根　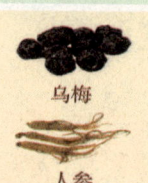 乌梅　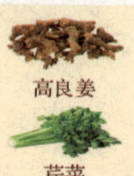 高良姜　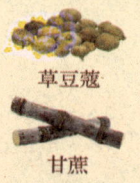 草豆蔻　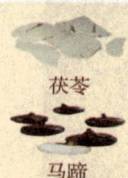 茯苓

青皮　人参　芹菜　甘蔗　马蹄

【食疗偏方】

【芹菜汁】取适量芹菜，榨汁服用。可去醉后头痛、脑涨和颜面潮红。
【甘蔗汁】将洗净除皮的甘蔗切成小段，榨汁饮用，有解酒作用。
【马蹄汁】取马蹄10只，洗净捣成泥状，用纱布包裹后压榨出汁，稍微晾一下，饮服。

【中药偏方】

【茅根茶】用15克白茅根泡水，饮用。此方可清热利尿，能解酒。
【乌梅汤】取30克乌梅，水煎服。此方可以解酒。
【豆蔻良姜汤】高良姜、青皮各12克，草豆蔻15克，茯苓、人参各30克，水煎服。此方可以理气除胀，降逆止呕，解酒。

下火

[病症陈述] 中医认为人体阴阳失衡，内火旺盛，即会上火。所谓的"火"是形容身体内某些热性的症状。而上火也就是人体阴阳失衡后出现的内热症。下火是指让人体保持新陈代谢的平衡和稳定，生理机能不会失调。

【材料准备】

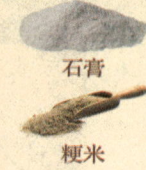 石膏　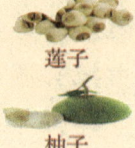 莲子　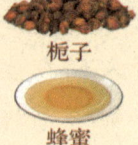 栀子　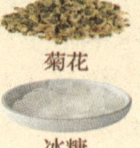 菊花　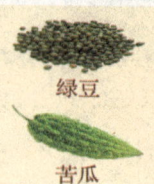 绿豆

粳米　柚子　蜂蜜　冰糖　苦瓜

【食疗偏方】

【清炒苦菜】把100克苦瓜洗净，切片，焯水；热油锅加葱、蒜末炒香，浇在苦瓜上即可。此方可清热下火。
【绿豆粥】将适量绿豆与粳米洗净，共煮成粥即可食用。此方可下火。
【蜂蜜柚子茶】将2瓣柚子榨汁，加适量蜂蜜即可。此方可以清火。

【中药偏方】

【石膏绿豆粥】先用水煎煮30克的石膏，去渣取液，再加入绿豆、粳米，煮粥食之。此方可以清热解毒，下火。
【莲子汤】用30克莲子及15克栀子，加适量冰糖，水煎食用。
【菊花茶】将30克菊花用开水冲服。此方可清热解毒、泻火下火。

抽筋

[病症陈述] 抽筋是指肌肉突然不自主地强直收缩现象，会造成肌肉僵硬疼痛等症状。抽筋大多是由缺钙、受凉、局部神经血管受压引起，疲劳、睡眠不足、休息不足或休息过多均可导致抽筋。平时可适量补钙，多晒太阳。

【材料准备】

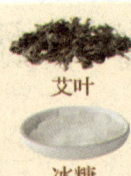 艾叶　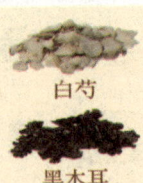 白芍　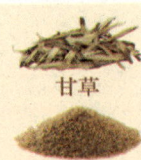 甘草　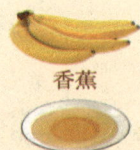 香蕉　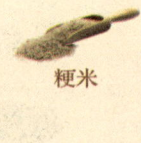 粳米

冰糖　黑木耳　红糖　蜂蜜

【食疗偏方】

【香蕉粥】 将粳米100克、香蕉250克（去皮切块）、冰糖100克熬煮成粥，空腹食用。此方可以防治抽筋。

【红糖木耳】 100克黑木耳洗净撕成小朵，装盘，加入100克红糖，隔水蒸至红糖全部融化、黑木耳绵软，取出。此方可治抽筋。

【中药偏方】

【艾叶汤】 取鲜艾叶50克或干品30克，加水煮15分钟，捞去艾叶，待水温降至45度时浸泡双脚。每晚1次，临睡前为佳，每次15～20分钟。

【芍药甘草汤】 取白芍20克，甘草10克，或用开水冲泡，或用温火煮，可加蜂蜜调服，可以作为茶水饮用。本方可以缓解抽筋。

中暑

[病症陈述] 人如果长期处在烈日下或高温环境里，体温调节功能就会发生紊乱，要么体内热量散发不出去，要么大量出汗，身体水分和营养物质大量流失，出现头晕、恶心、虚脱甚至休克的症状，称为中暑。

【材料准备】

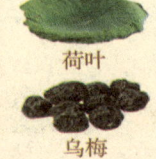 荷叶　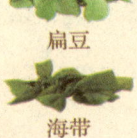 扁豆　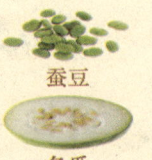 蚕豆　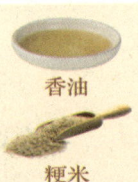 香油　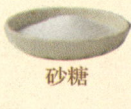 砂糖

乌梅　海带　冬瓜　粳米

【食疗偏方】

【海带冬瓜豆瓣汤】 100克海带洗净，切块；100克蚕豆洗净；用香油稍炒，加水煮至半熟，再入500克冬瓜块和盐烧熟。

【冬瓜莲叶粥】 1张莲叶洗净剪条，入锅加水煎汁，去渣取汁，与60克洗净的粳米、10克冬瓜加水同煮粥。每天1剂，用于预防中暑。

【中药偏方】

【扁豆荷叶饮】 50克白扁豆，1张洗净的鲜荷叶，加水煮20分钟即成。此方可以消暑解热，和胃厚肠，止泄泻。

【砂糖乌梅汤】 将10克乌梅用水煎煮20分钟后，加入砂糖调服，即可饮用。此方可以生津止渴，养阴敛汗。炎暑盛夏代茶饮可滋益身体。

昏厥

[病症陈述] 昏厥因一种突发性、短暂性、一过性的意识丧失而昏倒，是因一时性，广泛性脑缺血、缺氧引起，并在短时间内自然恢复。主要症状为抽搐、创伤、低血压、焦虑、剧痛、咳嗽、恐惧、面色苍白。

【材料准备】

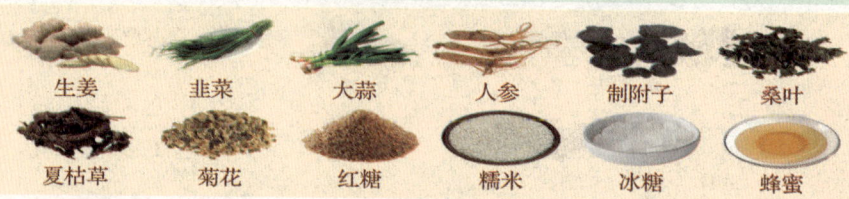

生姜　韭菜　大蒜　人参　制附子　桑叶
夏枯草　菊花　红糖　糯米　冰糖　蜂蜜

【食疗偏方】

【姜汁韭菜】生姜、韭菜各适量，大蒜3瓣，共捣烂取汁，此方可治昏厥。
【糯米葱粥】将100克洗净的糯米放入锅中，加水500克，熬成粥。待粥近熟时，加入葱丝。
【大蒜煎】将100克大蒜放入锅中，加水750克煎煮至150克，取出灌服。

【中药偏方】

【独参汤】30克人参切片，加水100毫升煎煮，取汁加红糖搅化即可。
【参附汤】人参、制附子各9克，水煎服。此方有通窍醒神的功效。
【夏枯草桑叶茶】将12克夏枯草、10克桑叶加水浸泡半小时后煮半小时，加入菊花煮3分钟，即可代茶饮。可用冰糖或蜂蜜调味。

宿醉

[病症陈述] 宿醉是指因过量饮酒的直接作用导致的醉酒后状态。一般会造成第二天早上头痛、胃部不适等症状。这是因为大量饮酒后，肝细胞无法将有害物质乙醛全部处理，而造成急性中毒症状。

【材料准备】

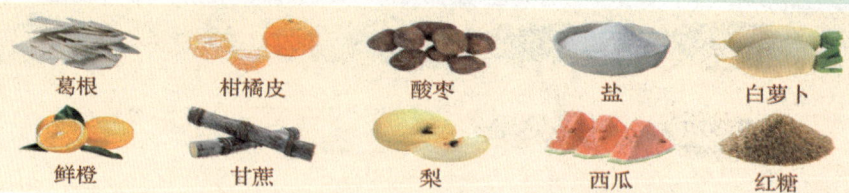

葛根　柑橘皮　酸枣　盐　白萝卜
鲜橙　甘蔗　梨　西瓜　红糖

【食疗偏方】

【水果汁】洗净去皮去核的鲜橙、香梨各1个，2节去皮的甘蔗，1/5去皮的西瓜，榨汁饮服，可以解酒。
【白萝卜红糖汁】50克白萝卜榨汁，取汁加入适量红糖调匀即可。
【淡盐水】取适量的盐，用开水冲服。此方也可稀释胃中的酒精。

【中药偏方】

【酸枣葛花汤】酸枣、葛根各15克，二者分别洗净，一同入锅煎服。此方具有很好的醒酒、清凉、利尿作用。
【橘皮汤】将适量的柑橘皮洗净，放在火上焙干后研成细末，加食盐1.5克，加适量的水煮汤服。此方也有解酒的效用。

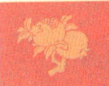

流鼻血

[病症陈述] 流鼻血也称"鼻出血",是指由于鼻孔内的毛细血管脆弱,血管受到破坏后,血液从鼻孔里流出的现象,是一种医学上的疑难病症。大多数是从一个鼻孔里出,但偶尔也会两个鼻孔一起出。

【材料准备】

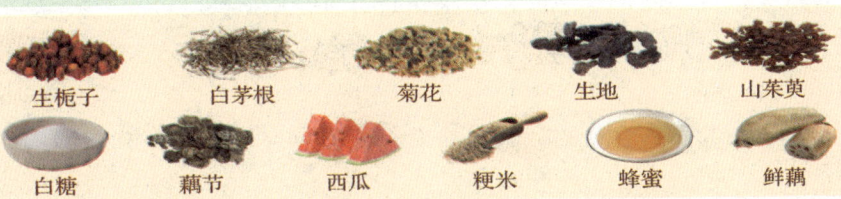

生栀子　白茅根　菊花　生地　山茱萸
白糖　藕节　西瓜　粳米　蜂蜜　鲜藕

【食疗偏方】

【藕节西瓜粥】将藕节榨汁250毫升,西瓜榨汁250毫升,粳米100克,共煮粥,熟时加适量白糖服用。此方可以止血,有效治流鼻血。

【藕汁蜜糖露】将藕榨汁150毫升,鲜白茅根榨汁150毫升,加入35毫升蜂蜜,摇匀,即可饮用。此方对流鼻血患者有一定的食疗作用。

【中药偏方】

【栀子菊花茅根饮】将10克生栀子、15克菊花、50克鲜茅根,水煎服。此方对流鼻血患者有一定的食疗作用。

【生地山茱萸汤】将30克生地、15克山茱萸肉,水煎服,可治流鼻血。

晕车晕船

[病症陈述] 晕动病主要是指有些人在乘车、坐船时出现的神经紊乱症状,俗称晕车晕船。初时感觉上腹不适,继有恶心、面色苍白、出冷汗等症状,接着有眩晕、精神抑郁、唾液分泌增多和呕吐等症。

【材料准备】

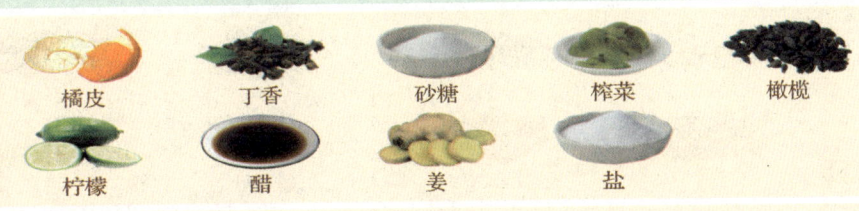

橘皮　丁香　砂糖　榨菜　橄榄
柠檬　醋　姜　盐

【食疗偏方】

【姜片】将鲜姜片拿在手里,随时放在鼻孔下面闻,使辛辣味吸入鼻中。

【食醋水】乘车前喝一杯加醋和盐的温开水,途中也不会晕车。

【柠檬橄榄水】将3片柠檬和2个橄榄一起泡水喝,可防晕船晕车。在行驶途中食用榨菜也可防晕车。

【中药偏方】

【橘皮】将鲜橘皮表面朝外,向内对折,然后对准两鼻孔用手指挤压,橘皮中便会喷射出带芳香味的油雾,可以有效防止晕车晕船。

【丁香姜糖】将50克白砂糖放进砂锅内,文火熬化,入30克生姜末和5克丁香粉,将糖倒入摊平,稍冷后趁软切成小块。

消化不良

[病症陈述] 消化不良是一种临床症候群，是由胃动力障碍所引起的疾病，也包括胃蠕动不好的胃轻瘫和食道反流病。常会有上腹痛、上腹胀、嗳气、食欲不振、恶心、呕吐等症状。

【材料准备】

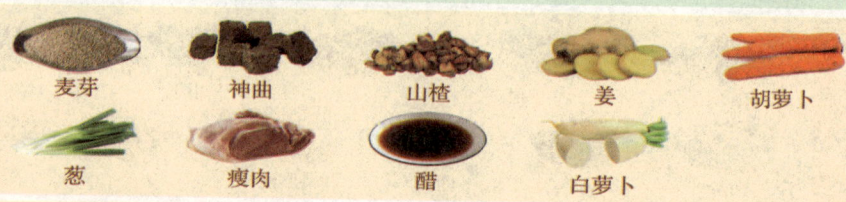

麦芽　神曲　山楂　姜　胡萝卜
葱　瘦肉　醋　白萝卜

【食疗偏方】

【胡萝卜炒肉丝】油锅烧热，下葱丝、姜丝炝锅，加100克肉丝翻炒，再加入250克胡萝卜丝，适量盐、醋，翻炒即成。此方适用于小儿消化不良。

【萝卜饼】将150克白萝卜洗净切丝，与肉末调成萝卜馅。将面粉做成面剂，擀成薄片，填入萝卜馅，制成夹心小饼，放锅内烙熟即成。

【中药偏方】

【麦芽神曲汤】大麦芽、神曲各20克。两味一起入锅用适量水煎，待温服。此方可用于胃肠虚弱而致的消化不良、饱闷腹胀。

【山楂麦芽茶】取山楂15克、麦芽20克，二者入锅加适量水煎服。此方可以消食导滞，对消化不良有一定的疗效。

动物咬伤

[病症陈述] 被动物（猫、狗、蛇等）咬伤或抓伤，轻者可导致皮肤感染，严重者有可能导致狂犬病、破伤风等症状。局部有利牙撕咬形成的牙痕和伤口，周围组织水肿，皮下出血、血肿，局部疼痛。

【材料准备】

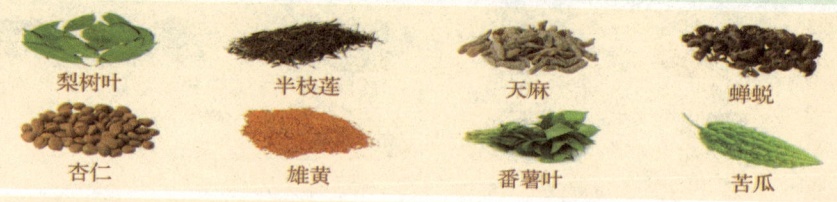

梨树叶　半枝莲　天麻　蝉蜕
杏仁　雄黄　番薯叶　苦瓜

【食疗偏方】

【番薯叶汁】番薯叶、蝉蜕、天麻各适量，一同放入容器捣烂，先用肥皂水洗伤处，再将捣烂的药物敷于伤处。此方可以解毒。

【苦瓜汁】将100克苦瓜洗净切块，入榨汁机榨成汁，再放到消毒纱布上，过滤取汁，涂抹伤患处。此方对动物咬伤有一定的缓解作用。

【中药偏方】

【梨树叶方】将2把梨树叶、1把半枝莲洗净，加水煎汤，饮服1碗，出汗，并以梨叶水洗伤口。此方可以清热、解毒，用于治蛇咬伤。

【杏仁雄黄泥】将10克雄黄捣烂如泥，备用；再把10克杏仁捣烂后调入雄黄和匀。将伤口洗净，敷上药泥，包扎固定。

跌打损伤

[病症陈述] 跌打损伤包括刀枪、跌仆、殴打、闪挫、刺伤、擦伤、运动损伤等，伤处多有疼痛、肿胀、出血或骨折、脱臼等。跌打损伤后应立即采用冷敷，这样可使患处血管收缩并减少出血、水肿和疼痛。

【材料准备】

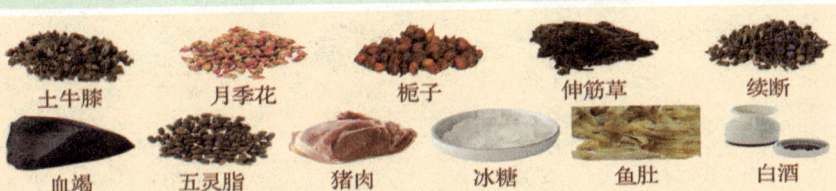

土牛膝　月季花　栀子　伸筋草　续断
血竭　五灵脂　猪肉　冰糖　鱼肚　白酒

【食疗偏方】

【牛膝炖猪肉】将100克土牛膝加水煎煮30分钟，过滤取汁500毫升。瘦猪肉丁200克与过滤药汁炖至肉烂熟，加入冰糖50克煮至溶化。佐餐食。

【月季花烧鱼肚】600克鱼肚洗净切块，焯水后放入鲜汤中煨20分钟；锅上火，下调料、鲜汤，煮沸后加鱼肚焖熟，撒上月季花即可。

【中药偏方】

【续断白酒】取50克续断研末，倒入300毫升白酒中，浸泡3天后倒出饮用，一次30毫升，一日三次。此方主治跌打损伤。

【栀子血竭方】60克栀子、20克伸筋草、15克血竭、10克五灵脂共入锅，加水1500毫升煎汤，取汁，待温后倒入沐盆内沐足。

腰扭伤

[病症陈述] 腰扭伤是腰部肌肉、筋膜、韧带等软组织因外力作用突然受到过度牵拉而引起的急性撕裂伤，常发生于搬抬重物、腰部肌肉强力收缩时。腰扭伤多因突然遭受间接外力所致。

【材料准备】

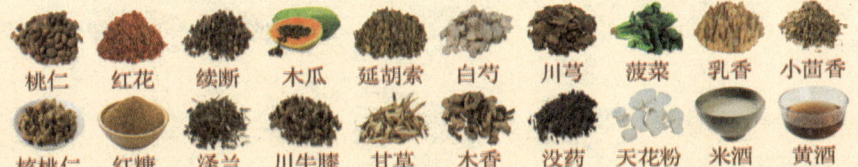

桃仁　红花　续断　木瓜　延胡索　白芍　川芎　菠菜　乳香　小茴香
核桃仁　红糖　泽兰　川牛膝　甘草　木香　没药　天花粉　米酒　黄酒

【食疗偏方】

【菠菜黄酒】将500克菠菜根洗净，捣烂，用干净纱布绞汁，每次取汁100毫升，用黄酒冲服，每日2次。此方对腰扭伤有一定的食疗作用。

【核桃仁红糖酒】核桃仁60克，红糖30克，入锅加适量的水煎熬，再兑入30毫升黄酒，起锅待温服。此方可治腰扭伤。

【中药偏方】

【桃仁红花方】桃仁、红花各12克，泽兰、木瓜、延胡索各15克，续断、川芎、川牛膝、甘草、木香、小茴香各10克。水煎服。

【花粉红花方】天花粉100克，红花15克，水煎，兑米酒适量温服。

【红花白芍方】红花30克，白芍10克，乳香、没药各8克，水煎服。

烫伤

[病症陈述] 由高温液体、高温固体或高温蒸气等所致损伤称为烫伤。主要症状为低热、烦躁不安、继发感染、碱烧伤、精神萎靡、剧痛、脉数、皮肤发红。

【材料准备】

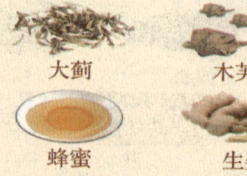

| 大蓟 | 木芙蓉 | 侧柏叶 | 酒精 | 鸡蛋 |
| 蜂蜜 | 生姜 | 麻油 | 食用油 | |

【食疗偏方】

【蛋清蜂蜜】将1个鸡蛋的蛋黄倒出，只剩下蛋清，再加入适量的蜂蜜调匀，外涂即可。此方可有效缓解烫伤的疼痛。

【姜汁外敷】将适量生姜碾成姜汁，然后用消毒棉签蘸姜汁外涂，或用姜汁纱布湿敷在烫伤处。此方可缓解疼痛，治疗烫伤。

【中药偏方】

【芙蓉粉】取适量木芙蓉晒干后研末，用麻油调和均匀，抹于患处。

【侧柏叶泥】取鲜侧柏叶500克，捣烂加酒精调成糊，敷于患处。

【大蓟汁】适量鲜大蓟，洗净后捣烂，取其汁液，与适量食用油调拌成糊状，敷于患处，每2日换1次药。此方适合烫伤患者使用。

冻伤

[病症陈述] 冻伤是一种由寒冷所致的末梢部局限性炎症性皮肤病，是一种冬季常见病，以暴露部位出现充血性水肿、红斑，遇温高时皮肤瘙痒为特征，严重者可能会出现患处皮肤糜烂、溃疡、红斑、水肿、水疱等症状。

【材料准备】

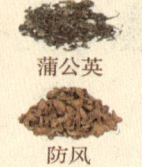 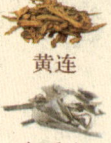 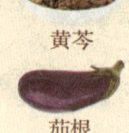 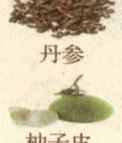 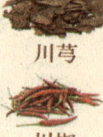 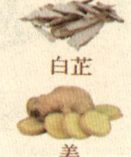

| 蒲公英 | 黄连 | 黄芩 | 丹参 | 川芎 | 白芷 |
| 防风 | 冬瓜皮 | 茄根 | 柚子皮 | 川椒 | 姜 |

【食疗偏方】

【冬瓜皮茄根汤】将200克冬瓜皮与100克茄根，用水煎服。此方可以散瘀止痛，祛风通络。

【柚子皮水】取300克柚子皮切块，清水1000毫升，川椒2克，共入锅熬煮15分钟，倒入盆中后用毛巾蘸水热敷冻伤处。此方可温通经络。

【中药偏方】

【蒲公英黄连方】将蒲公英、黄连、黄芩各15克，丹参25克，共煎水，取汁倒入木盆，待温后浸泡患处。本方可以防止冻伤。

【川椒川芎方】川椒、川芎各15克，白芷、防风各3克，姜5克。水煎服，取浓汁洗涤手足。本方可治手足冻伤。

第3章
常见病奇效偏方速查

● 每个人的一生都会经历或多或少的疾病困扰,小至感冒发烧,大至癌症肿瘤。大病除了要有合理的食疗外,还必须到医院进行专业的治疗。我们在生活中经常会遇到一些疾病,如头痛、发热、咳嗽、腹泻等病症,这类疾病说大不大,但也不能忽略不顾。对于如何应对常见病,本章将会是你一个不错的参考。本章介绍了日常生活中较常见的59种病症,分析其病症特点,每种病症列举了其治疗验方、单方以及食疗、中药偏方供人们选择,希望患者朋友们能从中获益,早日康复。

头痛

[病症陈述] 头痛是一种常见病症，主要症状有鼻衄、搏动性头痛、抽搐、打喷嚏、恶心、耳聋、耳内疼痛、耳痛。一般带有节奏性的间歇性刺痛是气血停滞所致；伴随恶心呕吐的头痛是体内囤积的痰症所致。

【材料准备】

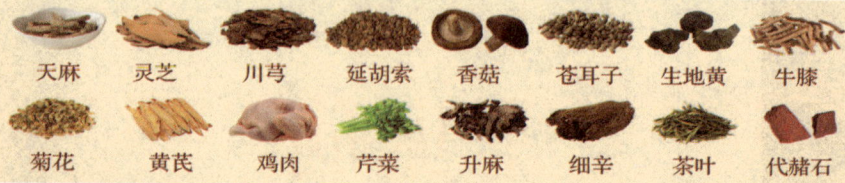

天麻　灵芝　川芎　延胡索　香菇　苍耳子　生地黄　牛膝
菊花　黄芪　鸡肉　芹菜　升麻　细辛　茶叶　代赭石

【食疗偏方】

【天麻鸡汤】 母鸡肉250克，洗净汆水，入砂锅，加水炖1个小时后加入3克天麻、5克灵芝、2克野菊花，继续炖半小时，加盐调味即可。

【芹菜烧香菇】 芹菜400克，水发香菇50克，按家常用料烹饪，佐餐食用。本偏方适用于伴有眩晕、耳鸣、急躁等肝阳上亢的头痛。

【中药偏方】

【川芎茶】 川芎9克，茶叶6克，水煎服。本方活血行气，散风止痛。

【清热止痛汤】 苍耳子、延胡索各10克，生地黄、代赭石各20克，菊花、牛膝、黄芪各15克，升麻5克，细辛3克。将上药一起放入锅中，加入适量水共煎，取汁服用，每日1剂，分2次服。本方清热治头痛。

发热

[病症陈述] 由于致热原的作用使体温调定点上移而引起的调节性体温升高（超过0.5℃），称为发热。气温过高，穿衣太多，喝水过少，水分丢失，房间空气不流通，剧烈运动前后，其他如预防注射也可能引起发热。

【材料准备】

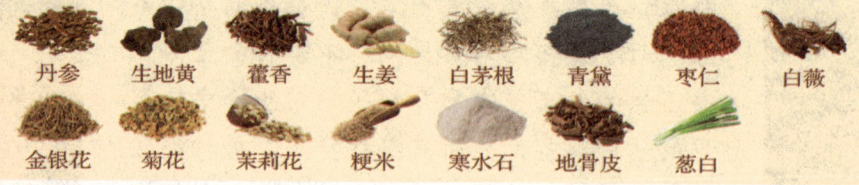

丹参　生地黄　藿香　生姜　白茅根　青黛　枣仁　白薇
金银花　菊花　茉莉花　粳米　寒水石　地骨皮　葱白

【食疗偏方】

【丹参葱白粥】 将30克丹参入锅加水煎汁，取汁与80克粳米煮粥，待粥熟后，放入适量葱白丝，可长期服用。本方适用于瘀血所致的发热。

【地黄粥】 将60克生地黄加水煮成地黄汁，取汁与100克粳米加水煮成粥，煮沸后加入10克枣仁和2片生姜。待温后即可饮用。

【中药偏方】

【寒青退热汤】 青黛3克，藿香、寒水石、白茅根、白薇、地骨皮各10克，水煎服。本方可治疗四时外感时邪、发热、咽痛的发热患者。

【三花茶】 将15克金银花、10克菊花、3克茉莉花放入茶杯中，洗净后用沸水冲泡，闷泡15分钟即可，代茶饮用。本方可防治热毒所致风热感冒。

风寒型感冒

[病症陈述] 风寒型感冒主要是因为风寒之邪袭击肺部，肺气不宣所致。风寒型感冒有恶寒、无汗、头痛、鼻塞、流涕如清水、打喷嚏、咽喉不疼、不发热或发低热(38℃以下)，或有咳嗽、痰白稀，或见周身酸痛等症。

【材料准备】

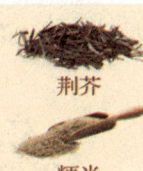

荆芥　　防风　　桔梗　　紫苏叶　　麻黄
粳米　　葱白　　生姜　　红糖

【食疗偏方】

【葱白粥】先将60克粳米加水煮粥，待粥熬成时加入7根洗净的连须葱白，稍煮一二沸即成。需趁热喝下。本方可促进出汗作用。

【姜糖饮】先将10克生姜洗净切丝，放入瓷杯或保温杯中，沸水冲入，加盖浸泡5分钟，加入适量红糖溶化即成。趁热顿服。

【中药偏方】

【荆芥防风汤】荆芥6克，防风9克，水煎服。本方适用于感冒风寒。
【桔梗茶】桔梗10克，麻黄5克，水煎服。本方可用于风寒型感冒。
【紫苏叶茶】紫苏叶16克，红糖适量，将上药晒干揉成粗末，沸水冲泡，入糖令溶，代茶频饮。本方适用于感冒风寒初期、鼻塞流涕等。

风热型感冒

[病症陈述] 中医认为，风热感冒是受风热之邪所致的病症，风热袭击体表，热邪郁结肌表，肺失升降所致。常会出现汗出、头痛、鼻塞、流浊涕、口干微渴、咽喉疼痛，或见咳嗽、痰稠或黄等症状。

【材料准备】

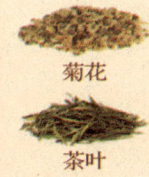

菊花　　板蓝根　　夏枯草　　羌活　　杏仁
茶叶　　绿豆　　白糖　　粳米

【食疗偏方】

【茶豆饮】将9克茶叶用纱布包好，与30克绿豆一起下锅加水煎煮，待绿豆熟时，去茶叶，加入白糖溶化即可食用。本方可治风热感冒。

【菊花粥】先将15克菊花研成细粉，备用；取60克粳米加水煮粥，待粥将成时调入菊花粉，稍煮一二沸即成。本方可疏散风热。

【中药偏方】

【板蓝根茶】板蓝根10克，羌活4克，杏仁5克，入锅加适量水煎，滤取汁液，待温服。本方具有散热解表、利咽的作用，可治风热感冒。
【夏枯草菊花茶】夏枯草15克，菊花10克，将二者用清水洗净，一起放入锅中，加入适量水，用小火煮约1小时，滤取汁液，待温饮用。

暑热型感冒

[病症陈述] 暑热证发生于夏季最炎热的七、八月间，由于气温较高，毛窍开泄，故易感受暑热之邪而发病。因本证发生于盛夏暑热季节，其证候属性为阳热，故名曰"暑热"。其表现为发热、微恶风寒、汗出热不退。

【材料准备】

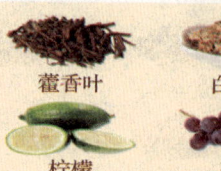 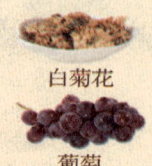 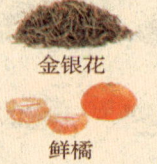 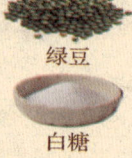 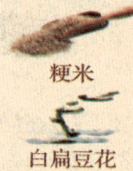

藿香叶　白菊花　金银花　绿豆　粳米
柠檬　葡萄　鲜橘　白糖　白扁豆花

【食疗偏方】

【绿豆稀粥】20克绿豆洗净入锅，加水煮沸后放入30克洗净粳米煮粥，最后加适量白糖即可食用。本方能清热解暑。

【三汁饮】柠檬、葡萄、鲜橘等量，一起榨汁，加等量温开水冲服，放凉即可饮用。本方可以清热解毒。

【中药偏方】

【藿香叶汤】藿香叶20克，洗净，入锅加适量水煎5分钟，取汁，放入少量白糖，待温即可饮用，每天服3～4次。

【三花汤】白菊花15克，金银花20克，白扁豆花15克，洗净后一起放入锅中，加适量水煎汤，取汁待温即可饮用。

流行性感冒

[病症陈述] 流行性感冒，简称流感，是由流感病毒引起的一种急性呼吸道传染病，传染性强，发病率高，容易引起暴发流行或大流行。其症状表现为突然起病、恶寒、发热、周身酸痛、疲乏无力。

【材料准备】

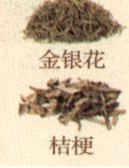 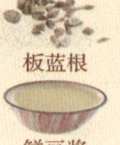 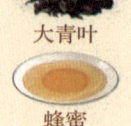 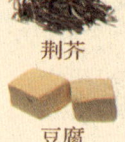 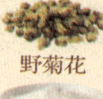

金银花　板蓝根　大青叶　荆芥　野菊花　薄荷
桔梗　鲜豆浆　蜂蜜　豆腐　面粉

【食疗偏方】

【豆浆蜜】将250毫升的鲜豆浆在锅中加热，加热完后将豆浆冷却到60℃左右时，拌入蜂蜜，搅匀即可。本偏方可增强体质、抗病毒。

【豆腐白面外敷额部】取豆腐一块，再加豆腐量的1/5面粉，捣匀后敷于额头，2～3小时更换一次。本方适用于流感高烧，可帮助退烧。

【中药偏方】

【银花茶】金银花15克，板蓝根、大青叶各12克，荆芥9克。水煎服。本方适用于流行性感冒导致的发烧、咽痛、鼻塞、全身不适。

【薄荷桔梗汤】野菊花、薄荷各30克，桔梗12克，水煎服。本方适用于流感发热、鼻塞流涕、头痛、咳嗽、喉痛或周身酸痛等。

咳嗽

[病症陈述] 咳嗽是呼吸系统最常见的疾病之一。中医认为引起咳嗽的病因是外邪，西医认为是受细菌、病毒等病原微生物或是过敏原的影响，其咳嗽的形成与反复发病，常是许多复杂因素综合作用的结果。

【材料准备】

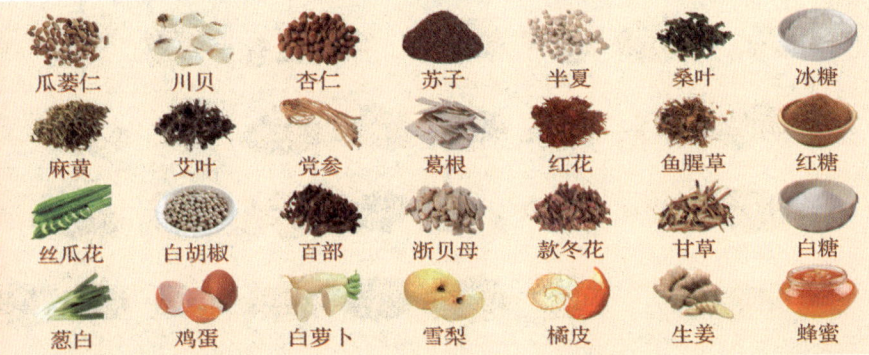

瓜蒌仁　川贝　杏仁　苏子　半夏　桑叶　冰糖
麻黄　艾叶　党参　葛根　红花　鱼腥草　红糖
丝瓜花　白胡椒　百部　浙贝母　款冬花　甘草　白糖
葱白　鸡蛋　白萝卜　雪梨　橘皮　生姜　蜂蜜

【单方验方】

【单方】 白萝卜500克，洗净连皮切丁，放入容器中，加入500毫升醋和500克冰糖，泡10天。每天早、晚服用两勺。本方适用于感冒引起的久咳不止。

【验方1】 瓜蒌仁20克，川贝10克，杏仁、苏子各10克，半夏6克，桑叶9克，麻黄10克，将上药分别洗净，一起放入锅中，加入适量清水煎至药汁浓稠，滤出汁液装入碗中，待其温热服用。本方适用于咳嗽、气喘痰多者。

【验方2】 把适量生姜洗净，切片，然后放入嘴里不要嚼也不要咽，等到感觉没有味道的时候吐出来，可以有效缓解痰多咳嗽。

【食疗偏方】

【糖渍橘皮】 将适量鲜橘皮洗净切丝，放入铝锅，加水煮，煮沸后改用小火煮至余液将干，盛盘放凉后撒入适量白糖即可。本方对咳嗽多痰有食疗功效。

【川贝炖雪梨】 雪梨1个，切开去核，放入6克川贝末，并拢用牙签固定，再和适量水和冰糖放进碗中，隔水炖煮30分钟即可。本方适用于肺阴虚者。

【糖水冲鸡蛋】 鸡蛋1个，打散备用；取适量鲜姜汁，放入锅中加入50克红糖、半碗水煮沸，趁热冲蛋，搅匀即可饮用。本方对久咳不愈有较好的食疗功效。

【丝瓜花蜜饮】 丝瓜花10克，洗净入杯，开水冲泡，上盖闷10分钟后加15克蜂蜜搅匀即可。本方对肺热咳嗽、喘急气促有食疗功效。

【中药偏方】

【胡椒艾叶汤】 白胡椒、艾叶各9克，党参6克，水煎服，代茶饮。

【化痰止咳汤】 葛根30克，红花6克，杏仁10克，鱼腥草15克，川贝、百部、款冬花各10克。水煎，每日1剂，分2次服。本方治肺阴亏耗。

【葱白甘草汤】 甘草10克，先煎煮10分钟，再加入3根葱白，稍煮片刻即可。一日服2次。本方可治疗痉挛性咳嗽，如百日咳。

【浙贝母丸】 浙贝母45克，杏仁45克，甘草9克，三药捣碎研末，蜜炼为丸，如梧桐子大，每次含2～3丸。本方适用于肺热咳嗽痰多。

慢性支气管炎

[病症陈述] 慢性支气管炎多于秋冬寒冷季节或气候多变之际因外感而发病，春暖后缓解，病程较长，反复发作逐渐加重。主要症状是咳嗽、咳痰、喘息或气短，尤以清晨或夜间为重，痰量多。

【材料准备】

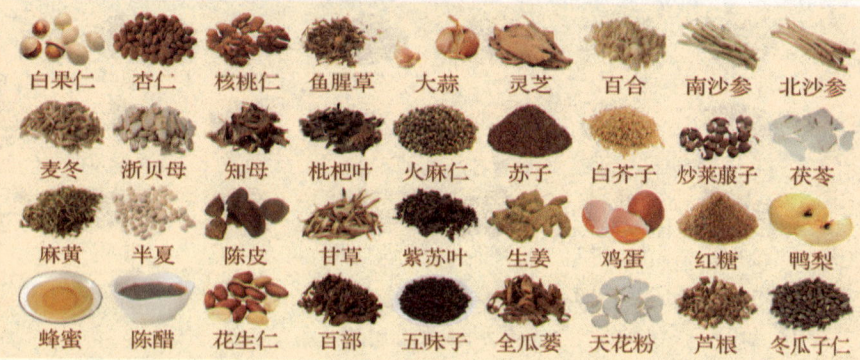

白果仁　杏仁　核桃仁　鱼腥草　大蒜　灵芝　百合　南沙参　北沙参
麦冬　浙贝母　知母　枇杷叶　火麻仁　苏子　白芥子　炒莱菔子　茯苓
麻黄　半夏　陈皮　甘草　紫苏叶　生姜　鸡蛋　红糖　鸭梨
蜂蜜　陈醋　花生仁　百部　五味子　全瓜蒌　天花粉　芦根　冬瓜子仁

【单方验方】

【单方】 将10克冬瓜子仁与适量的红糖捣碎碾细，开水冲服，每日2次。适合慢性支气管炎引起的剧烈咳嗽。

【验方】 将10克白果仁、杏仁、核桃仁、花生仁一起炒熟，再加入2个鸡蛋和适量水，入锅蒸至蛋熟即成。具有止咳、平喘的作用。

【食疗偏方】

【甜杏仁梨】 将1个鸭梨洗净，挖一小洞，纳入9克杏仁，封口，加少许水煮熟。吃梨饮汤，每日1次。对慢性支气管炎引起的咳喘，肺虚久咳、干咳无痰等症有一定食疗功效。

【蜂蜜鸡蛋羹】 先将适量蜂蜜用锅微炒，加少许水，煮沸后打入1个鸡蛋，煮熟食用。每日早晚空腹各服1次，吃蛋饮汤。本方可以补虚润肺。对慢性支气管炎有食疗功效。

【麻油鸡蛋】 将1个鸡蛋放进碗中打散后放油锅内炸熟，加醋继续煮，早晚各服1个。本偏方可治咳嗽、咳痰，对治慢性支气管炎有较好的食疗效果。

【鱼腥草大蒜凉菜】 将50克鱼腥草、30克大蒜、20克生姜分别切碎拌匀，加入10毫升陈醋和适量油盐，做凉菜配饭食之。本方可以止咳祛痰。

【中药偏方】

【灵芝百合汤】 灵芝、百合各15克，南沙参、北沙参各10克，水煎，每日1剂，2次分服。此方可用于慢性支气管炎。

【沙参麦冬汤】 北沙参、麦冬、浙贝母、知母、枇杷叶(包煎)、火麻仁、炙全瓜蒌(打)、鱼腥草各10克，炙百部、五味子、天花粉各8克，芦根15克。水煎服。此方养阴清肺，用于治疗慢性支气管炎迁延期。

【苏子白芥子饮】 苏子、白芥子、炒莱菔子、茯苓各10克，麻黄、半夏、陈皮各6克，甘草3克。水煎服。本方可以治疗慢性支气管炎。

【紫苏干姜饮】 取10克干紫苏叶、适量干姜，水煎服，制成紫苏药液。

支气管哮喘

[病症陈述] 支气管哮喘简称哮喘，是一种以反复发作性咳嗽、喘鸣和呼吸困难为主要症状的疾病。人体呼吸道的进口，被大量的痰覆盖，阻碍了空气的进入就会引发哮喘。发作时喉中哮鸣有声，呼吸困难。

【材料准备】

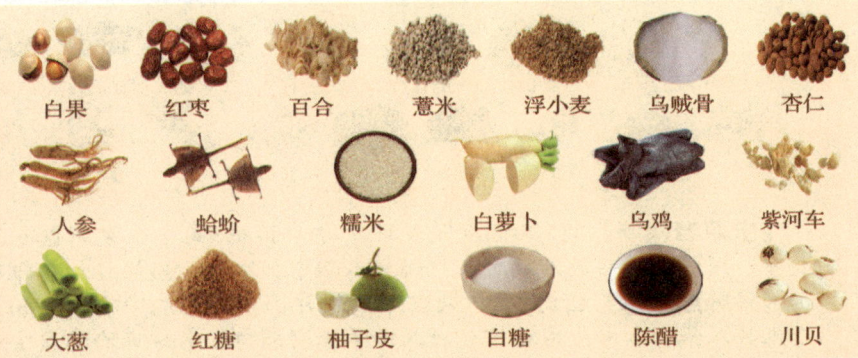

白果　红枣　百合　薏米　浮小麦　乌贼骨　杏仁
人参　蛤蚧　糯米　白萝卜　乌鸡　紫河车
大葱　红糖　柚子皮　白糖　陈醋　川贝

【单方验方】

【单方】 取白萝卜200克，洗净后带皮切碎，放入榨汁机中绞取汁液，倒入杯中，内服，一般连服5～7天即可见效。本方具有化痰热的功效，对急性气管炎咳喘有一定的食疗作用。

【验方】 白果8枚，红枣10枚，糯米50克，将白果、红枣和糯米分别洗净，锅中加适量水烧开，放入白果、红枣和糯米，大火煮开转小火煮至黏稠。本方可润肺止咳，适用于儿童、老年哮喘间歇期。

【食疗偏方】

【陈醋煮乌鸡】 将500克乌鸡宰杀去毛，洗净切块后加1500克陈醋，放进锅中用大火煮熟。本方可以定喘止咳，对咳嗽、气喘有较好的食疗功效。

【大葱红糖水】 将2根大葱捣碎，同1000毫升水放入暖水瓶中，过10小时左右用纱布过滤去渣，加入红糖调和饮用。咳喘发作时可服用1匙，可改善支气管哮喘。

【薏米百合汤】 将10克百合与15克薏米放入锅中，加水5碗，煎熬成3碗。分4次服，1日服完。对久咳胸痛、痰浓味臭、气促而喘有食疗作用。

【柚子皮百合汤】 将1个柚子皮和120克百合加水60毫升煎2～3小时。分3次服完，每日1次。儿童减半。适用于陈久咳嗽、痰多、哮喘。

【中药偏方】

【浮小麦枣汤】 浮小麦60克，红枣7枚。两味加水共煎服。本方适用于寒热痰喘、大汗不止，有一定食疗效果。

【人参蛤蚧散】 人参1.5克，蛤蚧1对（炙），杏仁30克，川贝30克，紫河车30克，将以上五味药共研细末，温水送服。每次服3克，每日2～3次。本方对支气管哮喘有一定的疗效。

【乌贼骨散】 取50克乌贼骨于锅内焙干，捣碎，研成粉末。加白糖调匀，装入瓶内封存。成人每次服15～25克，儿童按年龄酌减，每日3次，温水送服。本偏方可以收敛，定喘，对哮喘有明显的功效。

支气管扩张

[病症陈述] 支气管扩张是指支气管及其周围肺组织因慢性炎症损害管壁，以致支气管扩张变形的一种病症。以慢性咳嗽、咳吐脓痰、间断反复咯血、食欲减退、消瘦、胸闷为主要临床表现。

【材料准备】

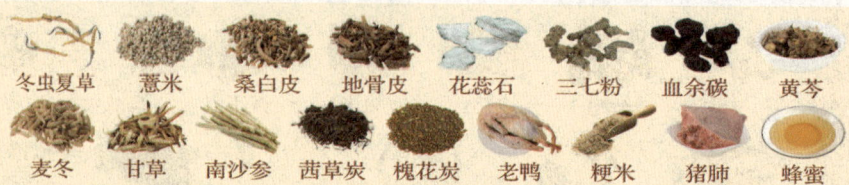

冬虫夏草　薏米　桑白皮　地骨皮　花蕊石　三七粉　血余碳　黄芩
麦冬　甘草　南沙参　茜草炭　槐花炭　老鸭　粳米　猪肺　蜂蜜

【食疗偏方】

【虫草老鸭汤】将500克老鸭处理干净，再把3克冬虫夏草包在纱布中，用线扎紧后放入鸭腹，把鸭放入锅中加水炖至肉烂，加盐即可。

【猪肺薏米粥】猪肺1具，处理干净切片，与50克洗净粳米、30克薏米共入锅，加水煮成稀粥，放入适量蜂蜜调匀。本方可治肺虚咳嗽。

【中药偏方】

【桑白地骨皮方】桑白皮、花蕊石各15克，地骨皮、血余炭各10克，三七粉3克（吞服），甘草5克。水煎服。此方可有效治疗支气管扩张。

【黄芩沙参方】南沙参、麦冬、茜草炭、槐花炭各15克，黄芩10克，水煎服。本方可以养阴清热，凉血止血。

肺炎

[病症陈述] 肺炎是指终末气道，肺泡和肺间质的炎症。肺炎是由多种病原菌引起的肺充血、水肿、炎性细胞浸润和渗出性病变，可由疾病微生物、理化因素、免疫系统损伤、过敏及药物所致，可发生于任何人群。

【材料准备】

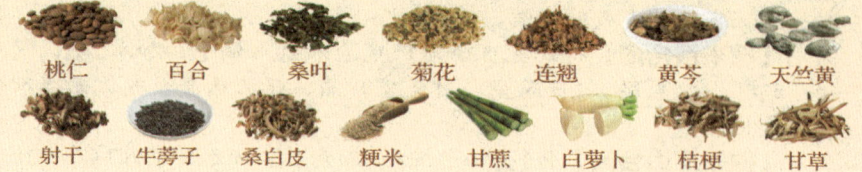

桃仁　百合　桑叶　菊花　连翘　黄芩　天竺黄
射干　牛蒡子　桑白皮　粳米　甘蔗　白萝卜　桔梗　甘草

【食疗偏方】

【桃仁粥】先将10克桃仁用水浸泡，去外衣，榨成汁，再与100克粳米煮成粥，待温即可食用。本方可治肺炎咳嗽、胸痛等症。

【百合甘蔗汤】先将100克百合加水熬成汁液，再与500克甘蔗汁、500克萝卜汁搅匀。适用于肺炎恢复期服用，可促进早日康复。

【中药偏方】

【桑叶菊花饮】桑叶、菊花、牛蒡子、桑白皮、黄芩各10克，连翘、射干、天竺黄各6克，水煎服。本方适用于风热犯肺型。

【桑菊黄汤】桑叶、桔梗、黄芩、甘草各5克。分别用水洗净，共入锅，加入适量清水，大火煮沸，转小火煎煮，15分钟后去渣取药液，温服。

肺结核

[病症陈述] 肺结核是严重威胁人类健康的疾病。一年四季都可以发病，15岁到35岁的是结核病的高发年龄。由于劳损在肺，故中医称肺结核为"肺痨"。临床上多呈慢性过程，少数可急性发病。

【材料准备】

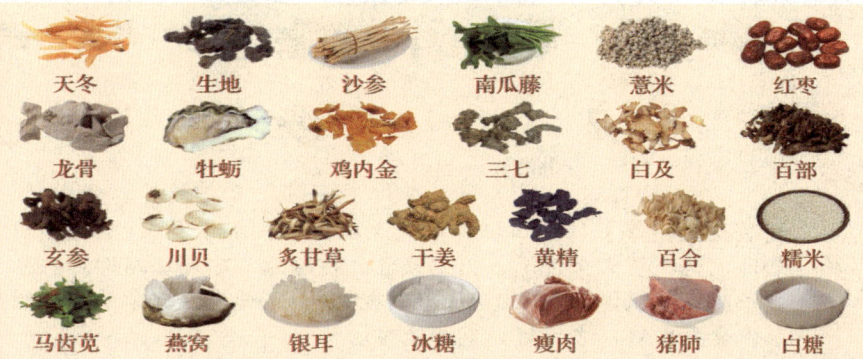

天冬　生地　沙参　南瓜藤　薏米　红枣
龙骨　牡蛎　鸡内金　三七　白及　百部
玄参　川贝　炙甘草　干姜　黄精　百合　糯米
马齿苋　燕窝　银耳　冰糖　瘦肉　猪肺　白糖

【单方验方】

【单方】南瓜藤100克，白糖适量。将南瓜藤洗净，加白糖加水共煎成浓汁。本方对治肺结核之潮热有食疗功效。

【验方】天冬20克，生地、沙参各15克。水煎2次，药液混合后分3次服，每日1剂。本方可以祛痰止咳，适用于肺结核患者食用。

【食疗偏方】

【肺蒸贝母】将200克猪肺洗净，剖开一小口，纳入15克川贝及60克白糖，上笼蒸熟。切碎服食，每日2次。可以清热、润肺。对治肺结核有食疗功效。

【马齿苋猪肉汤】将30克洗净的马齿苋和适量瘦肉片放入锅中，加适量水共煲成汤。此汤清热滋阴、润燥益气，对肺结核、阴虚潮热有较好的食疗功效。

【银耳炖燕窝】将3克燕窝和10克银耳泡发好，放进炖锅中，加入冰糖和适量水，隔水煮熟即可食用。本方对肺结核有食疗功效。

【糙糯米粥】将100克糙糯米、50克薏米、8枚红枣，放进锅中，加适量水，共熬成粥食用。本方可以清热、利湿、排脓，对治肺结核有食疗功效。

【中药偏方】

【黄精冰糖水】将10克黄精与适量冰糖共放炖盅内，加清水一碗，隔水炖2小时。每日饮汤2次。本方对肺结核引起的痰中带血有食疗功效。

【龙骨牡蛎粉】生龙骨、生牡蛎、生鸡内金各60克，生三七、生白及、生百部各30克。水煎服，每日1剂，分2次服用。此方可以治疗肺结核咳血。

【百合生地饮】野百合15克，生地、玄参各10克，川贝6克，水煎服。可以祛痰止咳，对肺结核有一定的治疗作用。

【甘草干姜饮】炙甘草24克，干姜9克，水煎服。可以止咳化痰，对肺结核有治疗作用。

肺气肿

[病症陈述] 肺气肿是指终末细支气管远端的气道弹性减退,过度膨胀、充气和肺容积增大或同时伴有气道壁破坏的病理状态。常会伴有咳嗽、咳痰、气短的症状,发病缓慢,多有慢性咳嗽、咳痰史。

【材料准备】

核桃仁　鱼腥草　五味子　薏米　杏仁　陈皮　法半夏　化橘红
茯苓　红参　北沙参　紫河车　麦冬　白糖　猪肺　奶油

【食疗偏方】

【桂花核桃冻】10克白糖加水烧至糖融化,加适量核桃仁汁和100克奶油调匀,置火上烧沸,出锅装盒,待冷后入冰箱冻结即可。

【鱼腥草猪肺汤】把200克洗好的猪肺与150毫升鱼腥草汁煮至烂熟,加入食盐即可。本方可以润肺止咳。

【中药偏方】

【沙参麦冬饮】北沙参、麦冬、五味子、薏米各30克,杏仁12克,陈皮、法半夏各10克,茯苓20克。水煎服。此方可以治疗阻塞性肺气肿。

【红参汤】红参、北沙参、紫河车各50克,麦冬30克,化橘红20克。共研细末,温水冲服,日服3次,每次服5克。

咽喉炎

[病症陈述] 咽喉炎是咽部黏膜膜、黏膜下组织的炎症,常为上呼吸道感染的一部分,可分为急性咽喉炎和慢性咽喉炎两种。常见的症状有咽喉肿痛、喘急、吞食疼痛,有时声音变嘶哑,严重时会失声。

【材料准备】

沙参　桑葚　芦根　麦冬　莲子　射干　牛蒡子　马勃
板蓝根　金银花　人中白　胖大海　甘草　干无花果　冰糖　橄榄　蜂蜜

【食疗偏方】

【无花果冰糖水】20克干无花果与适量冰糖和水共煮,温后饮用。

【沙参桑果汁】将12克洗净的沙参与15克桑葚放进锅中,加适量冰糖与水,一同煎煮,待温后即可食用。

【橄榄芦根茶】4枚橄榄,30克芦根,共入锅加水煎,去渣代茶饮。

【中药偏方】

【麦冬莲子饮】取12克麦冬、10克莲子分别洗净入锅,加适量清水煮熟,再放适量冰糖或蜂蜜,待温即可饮用。此方可治咽喉炎。

【射干胖大海饮】射干、胖大海、人中白、牛蒡子各12克,马勃、甘草各6克,板蓝根、金银花各15克,沙参30克。水煎服。

鼻炎

[病症陈述] 鼻炎由病毒、病菌感染，或刺激物的作用下受损而导致。患上鼻炎常常会出现鼻塞、流涕、打喷嚏等症状。鼻炎的症状是由过高的组织胺导致的，而导致组织胺增高的是这些部位产生的液体分泌物。

【材料准备】

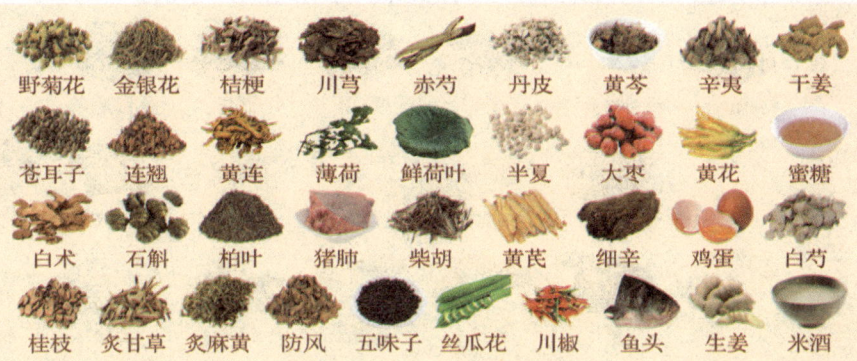

野菊花　金银花　桔梗　川芎　赤芍　丹皮　黄芩　辛夷　干姜
苍耳子　连翘　黄连　薄荷　鲜荷叶　半夏　大枣　黄花　蜜糖
白术　石斛　柏叶　猪肺　柴胡　黄芪　细辛　鸡蛋　白芍
桂枝　炙甘草　炙麻黄　防风　五味子　丝瓜花　川椒　鱼头　生姜　米酒

【单方验方】

【单方】鲜荷叶3张，洗净后捣烂绞汁服用。本方可以治疗鼻炎。

【验方】野菊花、金银花各15克，桔梗、川芎、赤芍、丹皮、黄芩、辛夷、苍耳子各10克，连翘12克，黄连、薄荷各6克（后下），水煎服。本方适用于鼻炎患者食用。

【食疗偏方】

【辛夷鸡蛋汤】将15克辛夷放入砂锅内，加2碗清水，煎取1碗，备用；取2个鸡蛋，煮熟去壳，刺小孔数个；砂锅中倒入药汁煮沸，放入鸡蛋同煮片刻，饮汤吃蛋。主治慢性鼻窦炎、流脓涕。

【黄花鱼头汤】取胖鱼头100克，洗净后用热油两面稍煎待用。将15克去核洗净的大枣、30克黄花、15克白术、10克苍耳子、3片生姜一同放砂锅内，加适量水与鱼头煎汤，待熟后，吃肉饮汁。扶正祛邪，补中通窍。主治慢性萎缩性鼻炎、感冒频繁。

【柏叶猪肺汤】取200克刮洗干净的猪肺肉，与30克生柏叶、6克石斛、10克柴胡加适量清水煎煮，滤除药渣后冲入蜜糖60克、米酒30克，和匀饮之。主治鼻流臭涕。

【中药偏方】

【黄芪白术饮】黄芪60克，白术20克，红枣、白芍（炒）各15克，桂枝10克，炙甘草3克，生姜3片。上药一起放入锅中，加适量水煎熬，待温服用。此方可治疗鼻炎。

【麻黄桂枝饮】炙麻黄、桂枝、半夏、白芍、炙甘草各6克，干姜、五味子各5克，细辛3克。水煎服，每日1剂。此方可清热、祛风、通窍，可治疗鼻炎。

【丝瓜花茶】取丝瓜花5克，开水冲泡10分钟，代茶频饮。本方清热、散风、解毒，宣肺通窍。

【细辛干姜汤】细辛2克，干姜、川椒各3克，半夏6克，防风、焦白术各9克，水煎服，每日1剂。

口腔溃疡

[病症陈述] 口腔溃疡，又称为"口疮"，是发生在口腔黏膜上的表浅性溃疡，可从米粒至黄豆大小，呈圆形或卵圆形，溃疡面凹、周围充血。溃疡具有周期性、复发性及自限性等特点，好发于唇、颊、舌缘等。

【材料准备】

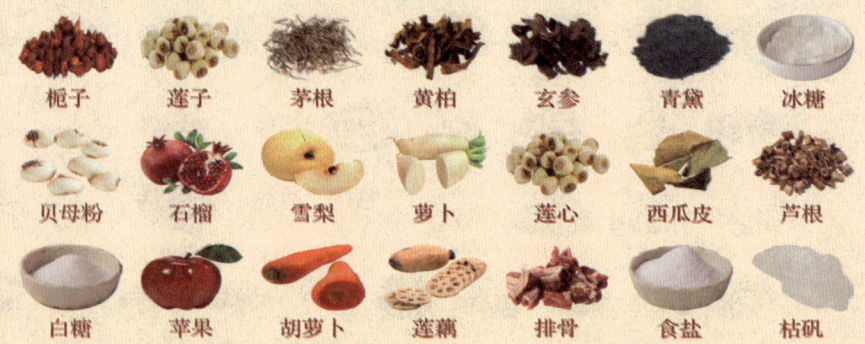

栀子　莲子　茅根　黄柏　玄参　青黛　冰糖
贝母粉　石榴　雪梨　萝卜　莲心　西瓜皮　芦根
白糖　苹果　胡萝卜　莲藕　排骨　食盐　枯矾

【单方验方】

【单方】 取石榴1个，剥开后取子，将石榴子捣碎，倒入杯中，以开水浸泡，凉凉后过滤。每日含漱数次。本方可以消炎杀菌。

【验方1】 取栀子、莲子(带心)各10克，放进锅中，加2000毫升水，大火煮10分钟左右。本方能清心降火，可有效预防口腔溃疡的发生。

【验方2】 取生萝卜2只，大小适中即可；鲜藕1段，洗净，切小块。将萝卜及藕入榨汁机中榨取汁液，用汁含漱，每日3次，连用4天可见效。

【食疗偏方】

【雪梨萝卜汤】 将1个洗净去皮去核的雪梨切成片，放入锅中，加100克洗净切片的白萝卜，加清水500毫升大火烧开，加入冰糖煮至酥烂，分2次服用。

【西瓜翠衣茶】 将100克西瓜皮切成小块，加水煎汤，去渣取汁，加入白糖，代茶饮。具有泻热解暑，生津止渴的功效。

【苹果胡萝卜汁】 将1个苹果和100克胡萝卜洗净，榨汁，饮用。对口舌生疮有食疗功效。

【排骨藕汤】 将200克莲藕洗净，用盐水浸泡，备用；待排骨煮到五成熟时，将老藕倒进汤锅，旺火煮沸后用文火煨，直到炖得酥烂，加盐出锅即成。本方可以清热，促进溃疡面的恢复，适用于口腔溃疡。

【中药偏方】

【黄柏莲心茶】 将10克洗净的黄柏片、3克莲心用沸水冲泡，代茶饮。

【茅庐玄参饮】 茅根、芦根各30克，玄参10克，分别洗净后一起放入锅中，加入适量清水煎熬，先用大火烧开，再转小火慢慢熬煮，煮至汤汁较浓时滤取汤汁，待温服用。每日1次。本方适用于心脾积热引起的口腔溃疡。

【青黛贝母散】 青黛、贝母粉、枯矾按10:6:1的比例调匀备用。外敷溃疡部位。本方可以治疗口腔溃疡。

【莲心茶】 莲心3克，用清水将其洗净，放入杯中，倒入适量的开水冲泡，当茶频饮。本方可以清热解毒。

牙龈肿痛

[病症陈述] 患者本身往往存在慢性炎症，当机体抵抗力下降、天气干燥、进食辛辣刺激食物或患有糖尿病等疾病时，导致原有慢性炎症急性发作，出现牙龈肿痛症状。常会出现牙龈呈深红色或暗红色，肿胀肥大。

【材料准备】

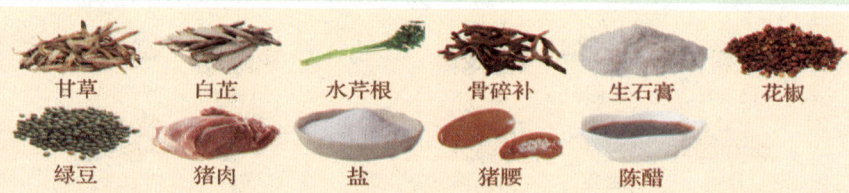

甘草　白芷　水芹根　骨碎补　生石膏　花椒
绿豆　猪肉　盐　猪腰　陈醋

【食疗偏方】

【绿豆甘草汤】 100克绿豆、15克甘草共入锅加水煮汤，食豆饮汤。
【水芹鲜根瘦肉汤】 30克水芹根洗净切段，加水与适量猪肉煮熟食用。
【猪腰碎补汤】 猪腰1具处理干净，与15克骨碎补、少许盐和适量水熬煮，每日1剂。用于肾亏牙浮、牙隐痛。

【中药偏方】

【白芷石膏汤】 白芷10克，生石膏30克。水煎服，可治外寒内热之牙龈红肿疼痛。
【陈醋花椒饮】 陈醋120克、花椒30克，熬10分钟，待温后含在口中3～5分钟吐出，切勿吞下。本方能缓解牙龈肿痛。

牙痛

[病症陈述] 牙痛，是指牙齿因各种原因引起的疼痛。牙痛大多由牙龈炎、牙周炎、蛀牙或折裂牙而导致牙髓感染所引起。常会出现牙龈红肿、遇冷热刺激痛、面颊部肿胀等症状。

【材料准备】

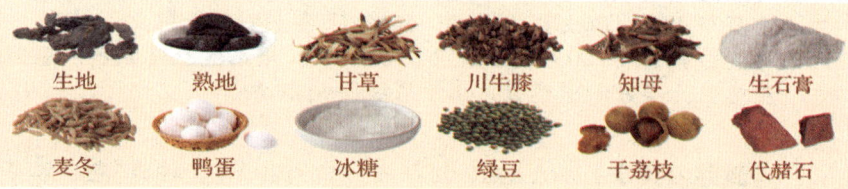

生地　熟地　甘草　川牛膝　知母　生石膏
麦冬　鸭蛋　冰糖　绿豆　干荔枝　代赭石

【食疗偏方】

【生地煮鸭蛋】 将50克生地和2个鸭蛋放进砂锅中，加适量水共煮。蛋熟后剥去皮，再入生地汤内煮片刻，服用时加冰糖调味。吃蛋饮汤。
【绿豆荔枝】 将100克绿豆和七枚去壳的干荔枝加水煮，煮熟后连同荔枝、绿豆一起食用。本方可治风火牙痛。

【中药偏方】

【玉女煎】 生地、熟地、知母各15克，生石膏、川牛膝各30克，麦冬10克。将上药用清水洗净，放入锅中，加适量水煎，待凉服用。
【清火消肿汤】 川牛膝、生石膏、生地、代赭石各30克，甘草6克，将上药放入锅中，加水煎，待温服。本方可治胃火牙痛。

胃痛

[病症陈述] 中医又称胃脘痛，属于消化系统疾病。胃痛是一种很常见的症状，所以常常会被人们忽视，但如果不及时治疗，会引起更严重的病。

【材料准备】

肉桂粉　黄连须　栀子　茯苓　川楝子　法半夏　草豆蔻仁
甘草　生姜　红高粱　黑豆　神曲　红枣　蜂蜜
木香　白芍　谷芽　麦芽　蒲公英　羊耳菊　台乌　胡椒
五味子　柴胡　枳壳　赤芍　郁金　延胡索　香附　土豆

【单方验方】

【单方】 取肉桂粉4克，加开水200毫升冲泡，温热饮用，一次喝完。本方具有散寒止痛、温经通络的功效，适用于由寒气导致的胃痛。

【验方】 黄连须10克，黑山栀子、茯苓、川楝子各12克，法半夏、草豆蔻仁各7克，甘草3克，生姜3片。水煎服。本方可治肝火旺盛引起的胃痛。

【食疗偏方】

【高粱黑豆枣】 将120克红高粱、60克黑豆、适量神曲碾成面，备用；再把30克红枣用水煮熟，留汤与三味碾成的面调和，捏成饼，蒸熟，凉凉，焙干，轧成细面，置砂锅内炒成黄黑色，加蜜调制为丸。本方可以温中调胃。用于腹痛、腹泻，或胃气不和引起的胃刺痛、呕吐酸水等，有食疗功效。

【胡椒酿红枣】 将7枚红枣洗净去核，每枚枣内纳入胡椒7粒，放入锅内蒸半小时，取出共捣成泥，捏成7个枣丸即可食用。

【土豆粥】 将250克土豆洗净，切成丁，用水煮至呈粥状。服时加适量蜂蜜。本方和中养胃，用于胃脘隐痛不适。

【中药偏方】

【麦芽公英饮】 木香6克，川楝子、白芍各9克，神曲5克，谷芽、麦芽、蒲公英各15克，将上药一起放入锅中，加入适量清水，以武火煮沸，转文火煎煮约20分钟，滤渣取汁，待药汁温热时服用。此方可以治疗胃痛。

【羊耳菊茶】 羊耳菊30克，台乌、川楝子各9克，五味子15克。将上药一起放入锅中，加入适量水，大火煮沸，转小火煎煮约15分钟，滤渣取汁，温服。每日1剂。此方可以治疗胃痛。

【柴胡疏肝散】 柴胡、枳壳、赤芍、郁金、延胡索各12克，香附、川楝子各10克，甘草6克，一起放入锅中，加入适量清水，用大火烧开，再专用小火慢煎，煎煮15~20分钟后，滤渣取汁，适当放凉，待温后服用，每日1剂。本方可治肝气犯胃型。

急性肠胃炎

[病症陈述] 急性肠胃炎是胃肠黏膜的急性炎症，临床表现主要为恶心、呕吐、腹痛、腹泻、发热等。进食生冷食物或某些药物，如水杨酸盐类、磺胺、某些抗生素等，或误服强酸、强碱及农药等均可引起本病。

【材料准备】

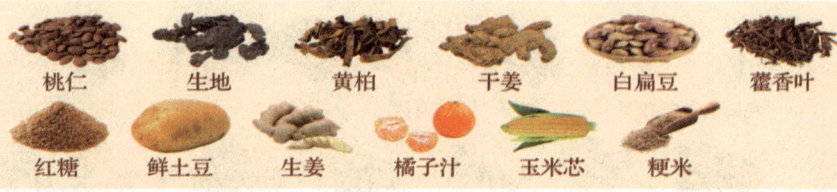

桃仁　生地　黄柏　干姜　白扁豆　藿香叶
红糖　鲜土豆　生姜　橘子汁　玉米芯　粳米

【食疗偏方】
【桃仁生地粥】桃仁、生地各10克，入锅煎出药汁，用药汁与100克洗净的粳米共煮成粥，待粥熟时加入50克红糖调匀即可食用。
【土豆生姜汁】将100克土豆块与10克姜片放进榨汁机中榨汁，倒入杯中再加鲜橘子汁30毫升调匀饮用。本方可治疗急性肠胃炎。

【中药偏方】
【玉米芯黄柏饮】玉米芯750克，黄柏、干姜各6克，共研细末，每日3次，每次3克，温开水送服。本方可治受暑湿之邪引起的急性肠胃炎。
【扁豆藿香叶汤】白扁豆60克，略炒研粉，藿香叶60克，晒干为末，混合为散。每次10克，每日4～5次，姜汤送下。

慢性胃炎

[病症陈述] 慢性胃炎一般多是由各种病因引起的胃黏膜慢性炎症。慢性胃炎大多无明显症状，部分患者会出现上腹饱胀不适、胃脘隐痛、嘈杂嗳气、厌食恶心等症状。

【材料准备】

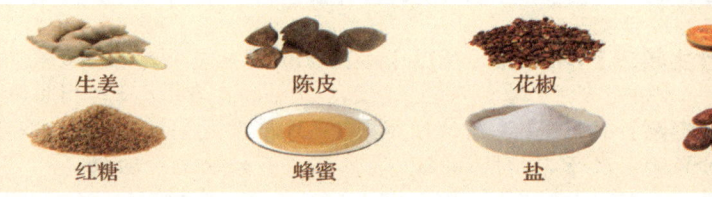

生姜　陈皮　花椒　南瓜
红糖　蜂蜜　盐　红枣

【食疗偏方】
【生姜红枣汤】将120克姜片、500克红枣、10克红糖入锅加水一起煮熟。每次吃红枣10余枚、姜1～2片，每日3次，吃时用原汤炖热。
【清炒南瓜丝】将750克嫩南瓜连皮洗净，切细丝，摊在太阳下晾晒半天；油锅烧热，倒入南瓜丝，用大火炒熟，加盐调味即可。

【中药偏方】
【生姜陈皮汤】生姜、陈皮各20克，用清水洗净，一起放入锅中，加水煎，加蜂蜜待温服。此方能健胃解毒，可用于慢性胃炎之胃痛、呕吐。
【生姜花椒汤】生姜15克，花椒50粒，将二者洗净，一起放入锅中，加适量清水煎熬，滤取药汁，待温热服用。本方有健胃的功效。

十二指肠溃疡

[病症陈述] 十二指肠溃疡是极为常见的疾病。它的局部表现是位于十二指肠壁的局限性圆形或椭圆形的缺损。精神紧张、生活起居和饮食不规律以及神经功能失调等原因可导致十二指肠抵抗力降低。

【材料准备】

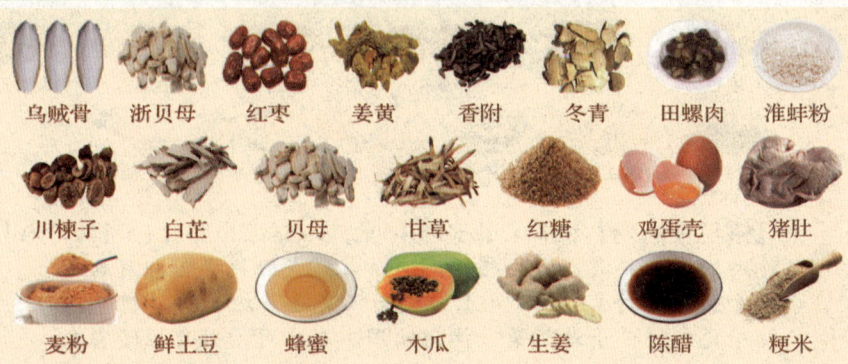

乌贼骨　浙贝母　红枣　姜黄　香附　冬青　田螺肉　淮蚌粉
川楝子　白芷　贝母　甘草　红糖　鸡蛋壳　猪肚
麦粉　鲜土豆　蜂蜜　木瓜　生姜　陈醋　粳米

【单方验方】

【单方】鲜土豆50克，用清水洗净，放入容器中连皮切碎捣烂，将捣碎的土豆泥倒在干净的纱布上，用纱布绞汁，将土豆汁装入玻璃杯中，加入适量蜂蜜，拌匀即可饮用。本方可以健脾和胃，适用于十二指肠溃疡。

【验方】将30个鸡蛋壳入锅炒焦，研成粉，麦粉250克炒焦，将鸡蛋壳和麦粉一起拌匀，开水冲服，每次10克，每天早餐和晚餐前服用。

【食疗偏方】

【木瓜生姜汤】将500克木瓜、30克生姜、3克陈醋放入砂锅炖成汤。本方适用于十二指肠溃疡。

【乌贝田螺羹】将30克乌贼骨、10克浙贝母研成细末备用；再将15克洗净的田螺入沸水煮10分钟，取净肉放入砂锅中，加水1000毫升，小火煨至烂熟后加乌贼骨、浙贝粉、适量蜂蜜调匀即成。适用于胃溃疡及十二指肠溃疡者。

【猪肚生姜汤】猪肚1个，处理干净，与250克生姜共放入锅煮至熟烂。放入调味料即可食用。本方可治寒、湿、虚证的胃溃疡及十二指肠溃疡。

【糯米枣粥】将100克洗净的粳米与8克红枣煮成粥。本方可以养胃健脾。对胃溃疡及十二指肠溃疡、慢性胃炎有辅助治疗功效。

【中药偏方】

【姜黄香附饮】姜黄18克，炒香附15克，将二者用水洗净，入锅加适量清水煎煮，煎至药汁浓稠时关火，用滤网滤取药汁，待温服。本方可以治胃溃疡及十二指肠溃疡。

【冬青白芷汤】冬青30克，川楝子、白芷各15克，将上药用清水洗净，放入锅中加适量清水煎熬，滤取药汁待温服用。本方可以燥湿止痛，适用于胃溃疡及十二指肠溃疡。

【蚌贝散】淮蚌粉90克，贝母粉50克，甘草粉30克，红糖60克，将上四味放一起和为细面，用温开水送服即可。本方可治疗胃溃疡及十二指肠溃疡。

胃下垂

[病症陈述] 胃下垂是指站立时，胃的下缘达盆腔，胃小弯弧线最低点降至髂嵴连线以下，称为胃下垂。轻度胃下垂多无症状，中度以上者常出现胃肠动力差，消化不良的症状。

【材料准备】

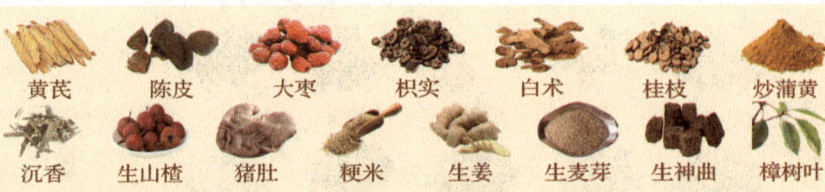

黄芪　陈皮　大枣　枳实　白术　桂枝　炒蒲黄
沉香　生山楂　猪肚　粳米　生姜　生麦芽　生神曲　樟树叶

【食疗偏方】

【黄芪猪肚汤】 猪肚1个，处理干净，200克黄芪、30克陈皮用纱布包好，放入猪肚中后用线扎紧，加水文火炖至猪肚熟，再加调味品，食肚饮汤。

【猪肚枣米粥】 将1个猪肚洗净切片，加油微炒备用；砂锅中放入5枚大枣、100克洗净的粳米和猪肚煮粥，加盐调味，空腹服食。

【中药偏方】

【枳实生姜饮】 枳实、白术各15克，生姜、生麦芽、生神曲、生山楂各10克，将上药放入锅中，加水煎煮，滤取药汁，待温服。

【樟树叶饮】 樟树叶(鲜)50克，枳实、黄芪各20克，炒蒲黄、桂枝、沉香各6克。放入锅中加水煎煮，待温服。本方可治疗胃下垂。

呃逆

[病症陈述] 呃逆即打嗝，指气从胃中上逆，喉间频频作声，声音急而短促。是一个生理上常见的现象，由横膈膜痉挛收缩引起的。中医辨证时可分为胃中寒冷、胃气上逆、气逆痰阻、脾胃阳虚、胃阴不足等。

【材料准备】

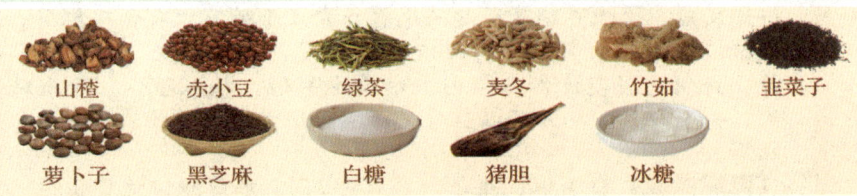

山楂　赤小豆　绿茶　麦冬　竹茹　韭菜子
萝卜子　黑芝麻　白糖　猪胆　冰糖

【食疗偏方】

【鲜山楂汁】 将15克山楂加水榨汁，倒入杯中，搅拌均匀即可饮用。

【黑芝麻白糖粉】 50克黑芝麻炒熟研碎，加50克白糖拌匀，每次服3匙。

【猪胆赤豆粉】 把20粒赤小豆放入洗净的猪胆内，挂房檐下阴干，共研粉备用。本方可以止呃。

【中药偏方】

【麦冬竹茹茶】 3克绿茶、20克麦冬、10克竹茹共入锅，加水煎汁250毫升，去渣取汁，倒入杯中，再加冰糖，待温即可饮用。

【韭菜萝卜籽粉】 韭菜子、萝卜子各10克，入锅炒黄，研成粉冲服，1日2次。本方可以止呃，适用于呃逆患者。

恶心呕吐

[病症陈述] 恶心呕吐是因为上腹部有特殊不适感，胃内容物或一部分小肠内容物，通过食管逆流出口腔的一种复杂的反射动作。在中医看来，是由外邪侵袭、情志失调、饮食不节、劳倦过度或脾胃虚弱等原因引起的。

【材料准备】

山楂　陈皮　橘子皮　紫苏　紫苏叶　紫苏梗　茯苓
竹茹　蒲公英　芦根　藿香　大米　白萝卜　蜂蜜
核桃　甘蔗　砂仁　白胡椒　生姜　白糖

【单方验方】

【单方】将100克白萝卜洗净，连皮切丝后放入容器中捣烂成泥，再加入适量蜂蜜，拌匀即可。分2次吃完。本方可以健脾、和中、养胃，对恶心呕吐有较好的食疗效果。

【验方】将10克山楂、5克陈皮、15克橘子皮一起放入锅中，加适量清水熬成汁，去渣取汁；将药汁和60克洗净的大米一起入锅，先用大火烧开，再用小火将粥煮至浓稠，加盐调味，待温即可食用。本方可以温中健脾，和胃降逆。

【食疗偏方】

【核桃汤】将10个核桃打破，连壳水煎。代茶温热频饮。此方降逆止呃，适用于孕妇胎气上逆、恶心呕吐。

【甘蔗姜汁】将100克甘蔗、100克生姜洗净去皮，捣烂绞取汁液，倒进锅中搅拌，稍微加热即可服用。本方可以清热解毒、和胃止呕。对妊娠反应、慢性胃病等引起的反胃吐食或干呕不止有食疗作用。

【姜汁炖砂仁】将20克鲜姜洗净，切片，捣烂为泥，用纱布包好挤汁，备用；将姜汁倒入锅内，加清水半碗，放入砂仁，隔水炖半小时，去渣即成。本方可以益胃，止呕。用于胃寒呕吐、腹痛、妊娠呕吐等。

【白胡椒汤】白胡椒、生姜、紫苏各5克。水煎服，健胃止呕。用于食荤腥宿食不消化引起的呕吐及腹痛。

【中药偏方】

【苏梗茯苓汤】紫苏叶、紫苏梗各10克，茯苓、陈皮各6克，将上四味放入容器中捣碎，冲入沸水，待温饮用。此方可有效止呕。

【竹茹蒲公英茶】将30克竹茹、30克蒲公英洗净，入锅加适量清水煎煮，待汁液浓稠时取汁，装入杯中，加白糖调味即可。代茶分次饮用。有清热消炎、降逆止呕功效。

【芦根藿香饮】先将30克鲜芦根和10克藿香放入锅中，加适量水煎煮至浓稠，取汁，兑入白糖，调味即可。本方有化湿、清热止呕功效。

腹泻

[病症陈述] 腹泻是大肠疾病最常见的症状，是指排便次数明显超过平日习惯的频率，粪质稀薄，每日排便量超过200克，有时含未消化食物或脓血、黏液。腹泻不是一种独立的疾病，而是很多疾病的一个共同表现。

【材料准备】
红枣、茯苓、干荔枝、大米、白糖、莱菔子、莲子、山楂、红糖、党参、山药、陈皮、白术、甘草、炒扁豆、砂仁、升麻、柴胡、薏米、生姜、炮姜、粳米、蛋黄、猪肚、栗子、红茶、花椒

【单方验方】

【单方】白粳米100克，入锅炒焦，加水煮成粥。适用于脾虚泄泻，水泻或稀便日达数次且不思饮食者。

【验方】红茶、鲜生姜汁各200毫升，白糖50克；将红茶放入锅中，加水适量煎煮，滤取汁液，加入白糖和鲜生姜汁拌匀，待温饮用。本方可以解表散寒、芳香化湿、健胃止泻。

【食疗偏方】

【山药蛋黄粥】将50克山药研碎过筛，再加适量水煮两三沸，入蛋黄2个，煮熟即可食用。每日空腹食3次。用于泄泻日久，肠滑不固。

【猪肚大米粥】将100克猪肚洗净切片，与50克山药和50克洗净的大米煮粥，加盐、姜调味，待温即可食用。本方用于脾胃气虚泄泻、尿频等症。

【红枣栗子粥】将红枣10枚、栗子250克、茯苓20克、大米100克放进锅中加水共煮成粥，加白糖服食。本方补益脾肾，用于脾胃虚弱所致的泄泻和脾肾阳虚所致的五更泻等症。

【荔枝大米粥】先把15枚干荔枝和15克山药、10克莲子放进锅中加水煎汁，去渣取汁后，加入50克洗净的大米煮粥。待温即可服食。用于老人五更泻、便溏等症。

【中药偏方】

【党参山药方】党参、山药、薏米各25克，炒白术、陈皮各10克，炒扁豆、茯苓各12克，砂仁、升麻、柴胡各6克，甘草3克。将上药放入锅中加适量清水煎熬，滤取汁液待温服用。本方适合脾胃虚弱的腹泻者服用。

【炮姜白术饮】将6克炮姜、15克白术、5克花椒一起装在纱布包里，放入锅中，加适量清水煎，滤取药汁待温服。本方适用于症见大便清稀如水、脘腹胀满、四肢无力者。

【莱菔山楂方】将15克莱菔子、20克山楂、3片姜片加水适量煎煮40分钟，再下红糖调味。用于因饮食不节所致的急性腹泻。

便秘

[病症陈述] 便秘是一种再常见不过又令人尴尬痛苦的疾病。中医学认为，大肠传导功能失常，粪便在肠内停留时间过长，粪质干燥或坚硬，即可形成便秘之病。主要是指排便次数减少、粪便量减少、粪便干结。

【材料准备】
茴香、红枣、郁李仁、枸杞、玄参、麦冬、生地、川椒
升麻、麻仁、枳壳、黄芪、白术、炙甘草、党参、食盐
大黄、柴胡、陈皮、厚朴、藿香、苏子、猪里脊肉、冰糖
粳米、蜂蜜、木瓜、红薯、姜、菠菜、黑芝麻、香蕉

【单方验方】

【单方】蜂蜜6克，木瓜（粉末）6克。先用开水将蜂蜜溶化，再加入木瓜粉。本方可以润燥滑肠，清热解毒，用于大便秘结、下血等症。

【验方】先将100克猪里脊肉切成小块，稍炒备用；砂锅中加入适量水和粳米、猪肉煮粥，待粥熟时下入茴香、川椒、食盐等，再煮1～2沸，早晚空腹食。适用于热病伤津之便秘。

【食疗偏方】

【薯枣汤】将200克红薯洗净去皮，切碎后放入锅中，加水和50克红枣煮熟，加入蜂蜜，再用文火煎5～10分钟，待冷却后即可服用。本方可以滋脾和胃，润肠通便。对于治疗老年人习惯性便秘，会有显著效果。

【郁李仁粥】把100克洗净的粳米加适量水煮成粥，待粥熟下入10克郁李仁，适量姜、蜜汁，温后空服。本方可治大肠气滞、肠燥便秘。

【菠菜粳米粥】将250克洗净切碎的菠菜与20克黑芝麻、250克粳米加水煮粥，加盐调味。本方补血润肠，补中益气，适用于便秘患者。

【香蕉枸杞汤】将250克香蕉、50克枸杞、30克冰糖放锅中加水煮汤，待温饮用。本方可以健脾润肠，通便益寿。

【中药偏方】

【玄参麦冬方】玄参、麦冬、生地各15克，郁李仁、麻仁、枳壳各10克。将上药放入锅中，加入适量清水，以大火煮沸，然后转小火煎煮，待药汁浓稠时关火，滤取汁液。温服，每日1剂。此方具有促进肠胃蠕动的功效，能治疗便秘。

【黄芪白术方】黄芪、白术各20克，炙甘草10克，党参、升麻、柴胡、陈皮各8克，麻仁15克，一起放入锅中，加适量清水煎煮，滤取汁液待温服用。此方可有效治疗便秘。

【厚朴大黄饮】厚朴15克，藿香、苏子各12克，大黄5克。以上几位味中药材，一起放入锅中，加入适量清水，大火煮沸，转小火煎煮，取汁液待温服。此方可润肠通便。

痢疾

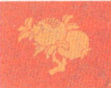

[病症陈述] 痢疾古称肠辟、滞下。是一种急性肠道传染病，临床上以发热、腹痛、里急后重、大便脓血为主要症状。痢疾由湿热之邪，内伤脾胃，脾失健运，胃失消导，更挟积滞，酝酿肠道而成。

【材料准备】

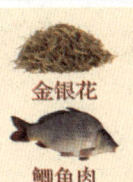 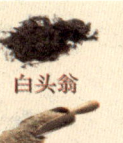 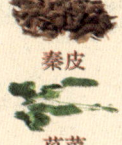 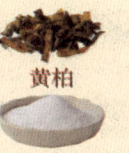 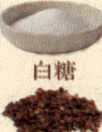 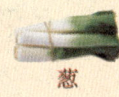

金银花　白头翁　秦皮　黄柏　白糖　葱
鲫鱼肉　粳米　苋菜　盐　花椒

【食疗偏方】

【鲫鱼粥】鲫鱼1条，处理干净；100克粳米洗净，加入鲫鱼熬煮成粥，加适量盐、花椒、葱即可食用。本方温中散寒、止痢。

【苋菜粥】将15克苋菜去根洗净切细，同100克粳米煮粥，每日于早晚餐服食。本方有抗菌止痢的作用，适用于急性细菌性痢疾和肠炎。

【中药偏方】

【银花饮】取50克金银花，用清水洗净，放入杯中，加入50克白糖，分3次用米汤水冲泡，搅匀后温服。本方可治湿热引起的痢疾。

【白头翁黄柏饮】白头翁10克，秦皮10克，黄柏12克，共入锅，加水煎煮至药汁浓稠，滤取汁液，待温服用。每日1剂。本方可治痢疾。

肝炎

[病症陈述] 肝炎是肝脏的炎症。肝炎的原因可能不同，最常见的是病毒造成的，此外还有自身免疫系统造成的。常会出现疲乏无力、食欲减退、恶心厌油、发热等症状。

【材料准备】

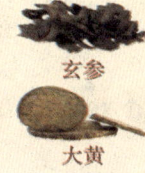 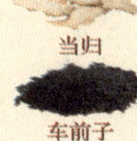 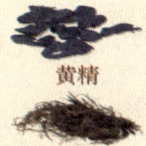 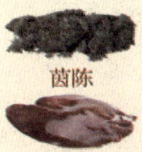 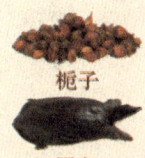

玄参　当归　黄精　茵陈　栀子
大黄　车前子　龙胆草　猪肝　甲鱼

【食疗偏方】

【玄参炖猪肝汤】500克猪肝洗净，切片；15克玄参，加水煎汁，去渣取汁；将猪肝和药汁液一起文火熬煮至熟，加盐调味即可。

【当归黄精甲鱼汤】甲鱼1只，处理干净，剁小块；入锅与9克当归、12克黄精炖煮成汤。本方有养血益肝的作用。

【中药偏方】

【茵栀大黄汤】茵陈30克，栀子10克，大黄30克，车前子5克，分别洗净，一起放入锅中加适量清水煎煮，滤取汁液待温服。

【龙胆汁】取30克龙胆草，洗净后入锅，加水煎汁，煎取的药汁，温服。本方可以清热利湿，治肝胆湿热型肝炎。

黄疸

[病症陈述] 黄疸又称黄瘅，是以目黄、皮肤黄、小便黄，兼有打寒战、高热、头痛、呕吐等症状的一种病症。中医认为，由于肝、胆、脾、胃功能失调，寒湿阻遏、气机郁滞，胆汁渗溢于肌肤而发为黄疸。

【材料准备】

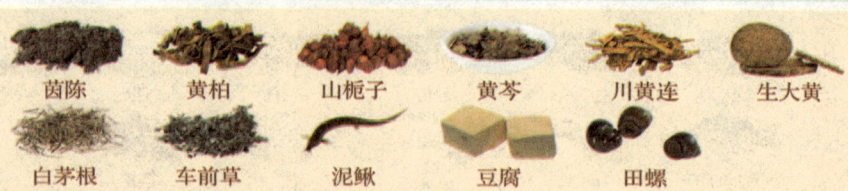

茵陈　黄柏　山栀子　黄芩　川黄连　生大黄
白茅根　车前草　泥鳅　豆腐　田螺

【食疗偏方】

【泥鳅炖豆腐】将5条泥鳅放清水中，滴几滴食油，让泥鳅吃油及清水后，排出肠内粪物。取出同豆腐切块炖熟，加盐及味精调味。

【大田螺汤】将20个田螺放于清水中漂洗干净，捣碎去壳，取螺肉加入黄酒拌匀，再加清水炖熟。本方用于湿热黄疸、小便不利及水肿。

【中药偏方】

【茵陈黄柏汤】茵陈6克，黄柏6克，山栀子6克，黄芩6克，川黄连3克，生大黄1克。本方可以清热利湿，解毒消黄。

【茵陈茅根汤】茵陈6克，白茅根5克，车前草6克，共入锅，加水煎煮，滤取汁液，待温服。本方可清热利湿，利胆退黄。

肝硬化

[病症陈述] 肝硬化是临床常见的一种进行性肝病。肝硬化是一种常见的由多种原因引起而影响全身的慢性疾病，饮食不节、情志所伤或外邪入侵等都会导致病症的发生。常会出现恶心、呕吐、水肿等。

【材料准备】

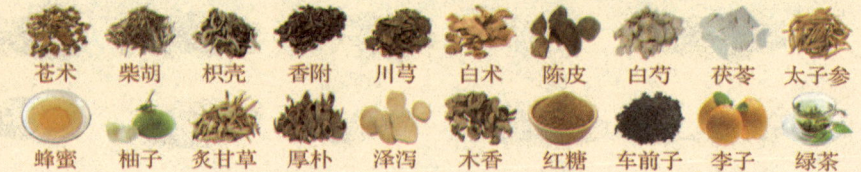

苍术　柴胡　枳壳　香附　川芎　白术　陈皮　白芍　茯苓　太子参
蜂蜜　柚子　炙甘草　厚朴　泽泻　木香　红糖　车前子　李子　绿茶

【食疗偏方】

【李子蜜茶】100克李子剖开，加1杯水煮沸3分钟，加2克绿茶、25克蜂蜜即可。本方可舒肝止痛，适用于因肝硬化而脘闷厌食、口渴乏力者。

【陈皮柚汁饮】将柚子去皮、核后，榨汁，把9克陈皮洗净，加适量红糖兑水同煎饮服。本方适用于肝硬化脘闷痞满、食少口臭者。

【中药偏方】

【柴胡枳壳方】柴胡、枳壳、香附、川芎、白术、白芍各10克，茯苓、太子参各15克，炙甘草6克。水煎服。此方可治疗肝郁脾虚型肝硬化。

【苍术厚朴方】苍术、厚朴、泽泻、陈皮、木香、柴胡各10克，茯苓、白术各15克，车前子30克。共入锅水煎，温服。

脂肪肝

[病症陈述] 脂肪肝是指由于各种原因引起的肝细胞内脂肪堆积过多的病变。脂肪肝以右肋疼痛、不适、倦怠乏力等为主要临床特征,因脂肪在肝内堆积所致。本病多因饮食失调、肝气郁结、湿热蕴结等原因造成。

【材料准备】

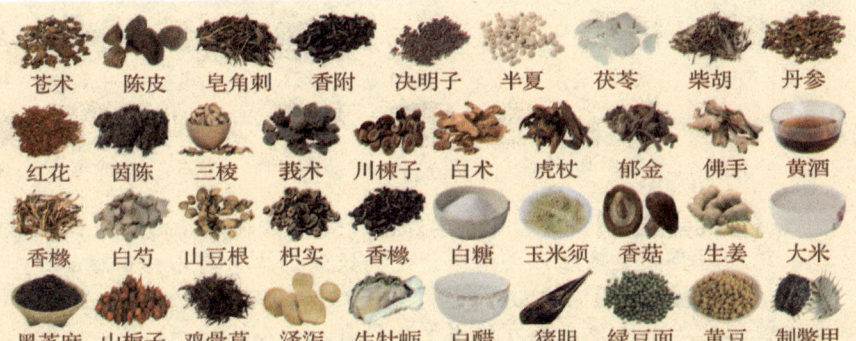

苍术　陈皮　皂角刺　香附　决明子　半夏　茯苓　柴胡　丹参
红花　茵陈　三棱　莪术　川楝子　白术　虎杖　郁金　佛手　黄酒
香橼　白芍　山豆根　枳实　香橼　白糖　玉米须　香菇　生姜　大米
黑芝麻　山栀子　鸡骨草　泽泻　生牡蛎　白醋　猪胆　绿豆面　黄豆　制鳖甲

【单方验方】

【单方】山豆根1000克,白醋3000毫升,密封浸泡1个月后即可。本方适用于脂肪肝患者。

【验方】苍术、陈皮、皂角刺、香附、决明子各10克,半夏、茯苓、柴胡、白芍、枳实各12克。水煎服。此方化痰祛湿,理气和中,治痰湿内阻型脂肪肝。

【食疗偏方】

【猪胆绿豆面】猪胆4个,冲洗干净;绿豆面500克,用猪胆汁调绿豆面,做成绿豆大。本方可治肝硬化。

【黑芝麻茯苓粥】100克大米洗净备用;15克茯苓捣碎,浸泡半小时后煎取药汁,共煎两次,将两次汤汁混合后,加入大米中,放入10克黑芝麻,熬煮成稀粥。本方适用于脂肪肝。

【丹红黄豆汁】将100克丹参、50克红花,煎水取汁。1000克黄豆浸泡后,入锅加水和黄酒少许,煎水取汁,与药汁混合,入冰糖蒸2小时,即可。本方可以活血化瘀,适用于瘀血阻络型脂肪肝。

【香菇降脂方】将80克香菇洗净,放进炒锅中用油和盐炒过,加入高汤,煮沸,加盐即可。

【中药偏方】

【茵陈玉米须】将玉米须100克、茵陈50克、山栀子25克、郁金25克,水煎,去渣。本方可以清利湿热,用于治黄疸型肝炎、脂肪肝,有降低血脂之作用。

【佛手香橼汤】将佛手、香橼各6克,水煎,取汁,加少量白糖。本方可以疏肝解郁、理气化痰,对于肝郁气滞型脂肪肝,有一定食疗功效。

【清肝疏肝方】柴胡、三棱、莪术、川楝子各8克,茵陈、虎杖、鸡骨草、制鳖甲(先煎)、决明子、泽泻、白术各10克,生牡蛎(先煎)30克。水煎,分3次服,每日1剂。本方清肝利湿、疏肝化瘀、软坚化积,对脂肪肝有很好的疗效。

脉管炎

[病症陈述] 脉管炎也称为血栓闭塞性脉管炎，是指周围脉管的一种慢性持续性、进行性的血管炎症病变，导致血栓形成，使血管腔闭塞。多发于男性青壮年，主要以下肢为主。

【材料准备】
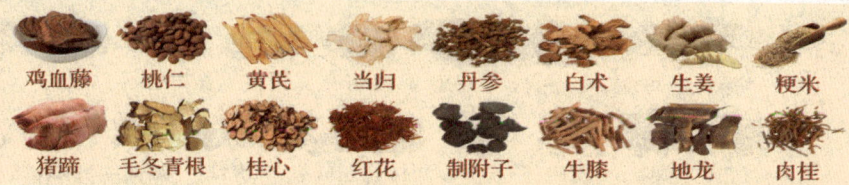
鸡血藤　桃仁　黄芪　当归　丹参　白术　生姜　粳米
猪蹄　毛冬青根　桂心　红花　制附子　牛膝　地龙　肉桂

【食疗偏方】
【活血猪蹄汤】将150克毛冬青根、50克鸡血藤、30克丹参和300克猪蹄加水共煮至蹄烂，去药渣，吃肉饮汤。本方可以活血通脉。
【桃仁桂心粥】将15克桃仁、12克桂心（研末）、10克生姜、100克粳米，加水煮粥。本方适用于脉管炎。

【中药偏方】
【黄芪红花丹参汤】黄芪40克，当归25克，红花、丹参、牛膝、地龙各18克，制附子8克，肉桂6克。水煎服。此方补气温经，散寒通络。
【黄芪当归饮】30克黄芪，15克当归，10克白术，将各药材洗净，放进锅中，加适量水，煎服。适用于脉管炎。

阑尾炎

[病症陈述] 阑尾炎是指阑尾由于多种因素而形成的炎性改变，腹部外科疾病。古称肠痈，是典型的急腹症之一。发病急，突然腹痛，腹痛常由下腹和肚脐周开始，几个小时后转至右下腹部。

【材料准备】
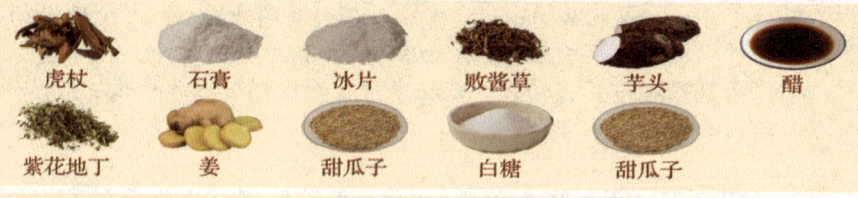
虎杖　石膏　冰片　败酱草　芋头　醋
紫花地丁　姜　甜瓜子　白糖　甜瓜子

【食疗偏方】
【鲜姜芋头泥】先将姜和芋头去粗皮，洗净，捣烂为泥，再加适量面粉调匀。外敷患处。本方可散瘀定痛，对急性阑尾炎有食疗效果。
【甜瓜子饮】将30克甜瓜子洗净，放进捣蒜器中捣碎，研末，加白糖适量，用开水冲服。本方适用于急性阑尾炎。

【中药偏方】
【败酱草汤】败酱草100克。水煎。本方可以消炎解毒。
【虎杖膏】将40克虎杖、50克石膏、2.5克冰片共研为细末，用醋调成糊状，敷于右下腹部，外加油纸覆盖即可。
【紫花地丁汤】将30克紫花地丁洗净，放进锅中，加适量水，取汁饮用。

胆囊炎

[病症陈述] 胆囊炎是细菌性感染或化学性刺激(胆汁成分改变)引起的胆囊炎性病变,为胆囊的常见病。本病多见于35～55岁的中年人,女性发病较男性为多,尤多见于肥胖且多次妊娠的妇女。

【材料准备】

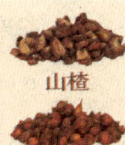 山楂　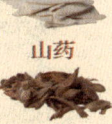 山药　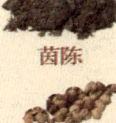 茵陈　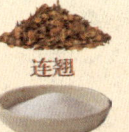 连翘　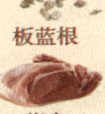 板蓝根　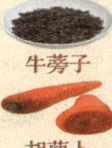 牛蒡子

栀子　郁金　白豆蔻　白糖　猪肉　胡萝卜

【食疗偏方】

【山楂山药饼】 将适量山楂、白糖同山药蒸熟,冷后加糖搅匀压为薄饼。

【牛蒡炒肉丝】 100克胡萝卜洗净切丝;10克牛蒡子,水煎取汁;150克猪肉洗净切丝,用牛蒡子煎液加淀粉等调味。锅中放油,下入肉丝翻炒,放入胡萝卜丝炒熟,加盐调味即可。本方可治疗胆囊炎。

【中药偏方】

【茵陈栀子剂】 30克茵陈,15克栀子,15克郁金,水煎服,每日1剂。本方可清热解郁、利胆,可治慢性胆囊炎、胃脘不适或隐痛、四肢怠倦。

【连翘白蔻仁方】 10克连翘,10克白豆蔻,20克板蓝根,水煎服,每日1剂。本方可以治疗慢性胆囊炎。

胆结石

[病症陈述] 胆结石是指发生在胆囊内的结石所引起的疾病,是一种常见病。中医认为胆结石是因为气滞血瘀、胆汁排泄不畅,日积月累,久受煎熬,聚结成石,结石阻滞,不通则痛。

【材料准备】

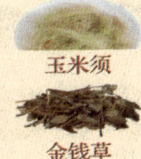 玉米须　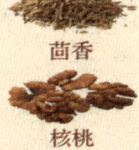 茴香　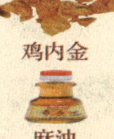 鸡内金　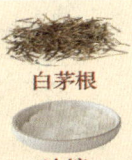 白茅根　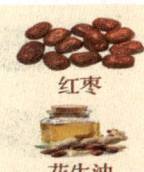 红枣

金钱草　核桃　麻油　冰糖　花生油

【食疗偏方】

【核桃麻油糖】 将500克核桃仁、冰糖、麻油一同放入搪瓷器皿中,隔水蒸3～4小时,放入冰箱中密闭保存。本方对胆结石有食疗功效。

【茴香馅饼】 将250克茴香洗干净,切碎状之后放入花生油,加入佐料成馅儿,烙成馅饼。本方能理气和胃舒肝利胆。

【中药偏方】

【鸡内金散】 鸡内金5克,白水送服。本方可化石通淋。

【白茅根汤】 将30克玉米须、20克白茅根,和8枚红枣放入锅里,加适量水,煎至熟即可。本方有助于利水泄热,平肝利胆,补益中气。

【金钱草汤】 30克金钱草洗净,水煎15分钟,去渣取汁。适用于胆结石。

慢性肾炎

[病症陈述] 慢性肾炎也称慢性小球肾炎。主因是脾肾虚损，诱因则归于外邪与过劳。慢性肾小球肾炎可发生于任何年龄，但以青、中年男性为主。起病方式和临床表现多样。

【材料准备】

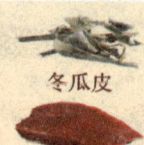 冬瓜皮　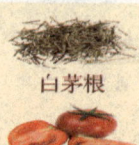 白茅根　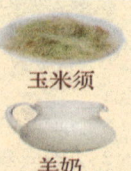 玉米须　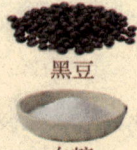 黑豆　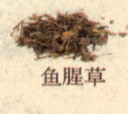 鱼腥草

牛肉　西红柿　羊奶　白糖

【食疗偏方】

【西红柿烧牛肉】将150克牛肉洗净切块，在烧热的锅中放油，将适量葱丝、姜煸炒，再下牛肉，烹入料酒、水、盐、糖，再放150克西红柿烧至入味，即成。本方对慢性肾炎有一定食疗功效。

【鲜山羊奶】800克鲜羊奶入锅煮滚即可。本方适用于慢性肾炎患者。

【中药偏方】

【冬瓜皮茅根汤】将20克冬瓜皮、20克白茅根、10克玉米须、10克黑豆，水煎服。本方对慢性肾炎有一定食疗效用。

【鱼腥草汤】将150克鱼腥草洗净，水煎服。本方对慢性肾炎有一定作用。

【玉米须饮】将60克玉米须洗净，放进锅中，加适量水，煎水取汁。

肾结石

[病症陈述] 肾结石的特点是病因复杂，症状不特异。肾结石多形成于肾盂或肾盏，可排入输尿管和膀胱，临床主要表现为腰腹部剧烈疼痛或绞痛，尿频、尿急、排尿困难或尿流中断，严重者会出现血尿、脓尿。

【材料准备】

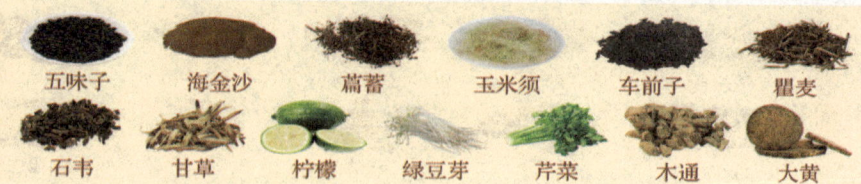

五味子　海金沙　萹蓄　玉米须　车前子　瞿麦

石韦　甘草　柠檬　绿豆芽　芹菜　木通　大黄

【食疗偏方】

【柠檬汁】柠檬1个，洗净切片榨汁，取120毫升柠檬汁，以柠檬汁与水2∶1的比例兑水饮用。此方可防止钙沉积形成结石。

【豆芽泡芹菜】绿豆芽50克，芹菜30克。将30克芹菜切碎，与50克绿豆芽一同用开水冲泡1~2分钟，后调味食用。此方可治肾结石。

【中药偏方】

【五味子茶】取五味子30克，水煎，代茶频饮。

【萹蓄茶】萹蓄、海金沙各15克，瞿麦、石韦各10克，木通、甘草各6克，车前子、金钱草各30克，大黄3克。水煎服。可治肾结石。

【车前子甘草汤】玉米须50克，车前子20克，生甘草10克，水煎服。

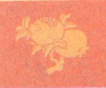

尿路感染

[病症陈述] 尿路感染简称尿感，是指病原体侵犯尿路黏膜或组织引起的尿路炎症。常会伴有尿液异常、腰痛、尿急、尿频、尿痛等症状。尿路感染的病人应多饮水勤排尿，通过大量尿液的冲洗清除部分细菌。

【材料准备】

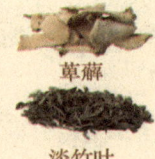 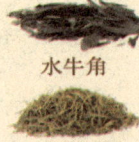 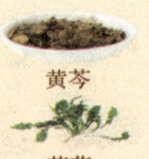 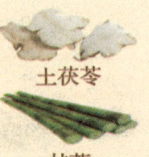 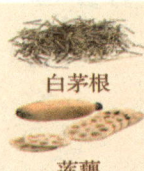

草薢　水牛角　黄芩　土茯苓　白茅根
淡竹叶　金银花　荠菜　甘蔗　莲藕

【食疗偏方】

【荠菜汁】 取荠菜250克，水煎代茶频饮，每日1剂。此方清热利湿。
【甘蔗汁】 将500克鲜甘蔗去皮切碎，榨汁即可饮用。
【鲜藕汁】 将500克嫩藕去节切碎，取汁与蔗汁混合，此方能治小便赤热、尿不尽等症。

【中药偏方】

【水牛角黄芩汤】 水牛角片50克，黄芩30克，草薢15克。水煎服，每日1剂。此方可清热解毒，凉血利尿，主治尿路感染。
【土茯苓茅根汤】 土茯苓、白茅根各30克，金银花、淡竹叶各15克，水煎服。本方可治尿路感染。

盗汗

[病症陈述] 盗汗是中医的一个病症名，是以入睡后汗出异常，醒后汗泄即止为特征的一种病症。中医认为：肾主五液，入心为汗。有的一入睡即盗汗出，有的入睡至半夜后盗汗出，有的刚闭上眼睛一会儿即盗汗出。

【材料准备】

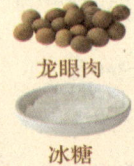 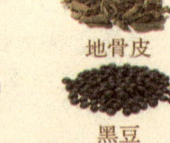 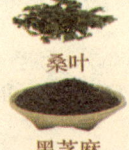 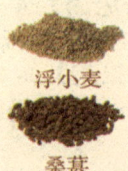 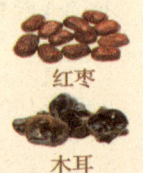

龙眼肉　地骨皮　桑叶　浮小麦　红枣
冰糖　黑豆　黑芝麻　桑葚　木耳

【食疗偏方】

【木耳红枣汤】 取木耳、红枣各15克，冰糖适量，水煎取汁大半碗。
【大豆龙眼汤】 黑豆50克，龙眼15克，红枣50克，同入锅，去渣取汁。
【黑芝麻桑葚汤】 黑芝麻、桑葚各10克，共入锅，加水煮食。每日1剂。此方可治疗盗汗。

【中药偏方】

【地骨皮茶】 地骨皮10克，洗净，放进锅中，加适量水，煎水取汁，当茶饮用，连续7天，此方有很好的滋阴敛汗作用。
【桑叶末】 桑叶30克，研成细末，装瓶备用，每次5克，温水冲服。
【浮小麦饮】 将20克浮小麦与水煎煮，当茶喝。

眩晕

[病症陈述] 眩晕是以头晕、目眩为主要表现的疾病。是多个系统发生病变时所引起的主观感觉障碍。引起眩晕的疾病很多，除耳鼻咽喉科疾病外，还涉及内科、神经内科及骨科的疾病。

【材料准备】

荔枝　山药　莲子　龙眼　青枣　丝瓜络　浮小麦　柴胡　法半夏
党参　黄芩　藿香　竹茹　防风　陈皮　茯苓　大枣　当归
菊花　冬瓜子　黑豆　乌鸡　大米　鸡蛋　粳米　芹菜
苦瓜　甘菊　黄芪　白芍　川芎　牛奶　冰糖　生姜

【单方验方】

【单方】 龙眼50克、鸡蛋1只、青枣30枚，加粳米适量同煮常服，用于气血不足之眩晕患者。

【验方1】 荔枝50克、山药10克、莲子10克，加入适量水同煎煮至软烂时再放入大米250克，煮成粥即可。此方用于脾虚血亏之眩晕者。

【验方2】 将240毫升牛奶放进锅中，煮沸，一边搅拌一边加入1个鸡蛋，搅拌均匀即可。本方可治眩晕。

【食疗偏方】

【鸡蛋丝瓜络】 将7个鸡蛋和1个只去外皮和子的丝瓜络，加水4大碗同煮；鸡蛋煮熟后去壳，在蛋上划7~8刀，放入锅内再煮，至水减少到2大碗左右即成。喝汤吃蛋，此方可治眩晕。

【甘菊粳米粥】 取甘菊新鲜嫩芽或者幼苗15~30克，洗净，与粳米60克、冰糖适量煮粥，早晚餐服用。适用于高血压、肝火亢盛之眩晕。

【芹菜苦瓜汤】 芹菜500克、苦瓜60克，同煮汤饮用。适用于高血压、阴虚阳元之眩晕。

【乌鸡粳米粥】 乌鸡1只剖洗干净，浓煎鸡汁，黄芪15克煎汁，与粳米100克共煮粥，早晚趁热服食。用于气血两亏之眩晕患者。

【中药偏方】

【黑豆小麦汤】 将30克黑豆、30克浮小麦，加水下锅煎服。此方治盗汗眩晕。

【冬瓜子散】 将500克冬瓜子，焙干研成细末服用，每次50克，早晚各1次，久服可治眩晕。

【柴胡半夏汤】 柴胡12克，法半夏、党参、黄芩、藿香、白芍各15克，竹茹、防风、陈皮各10克，茯苓25克，大枣20克，生姜3片。水煎服。本方可治急性发作性眩晕。

【当归川芎汤】 将10克当归、3克川芎、15克菊花洗净，放进锅中，加适量水，煎服。本方可以治疗虚型眩晕。

贫血

[病症陈述] 贫血是指人体外周血红细胞容量减少，低于正常范围下限的一种常见的临床症状。本病属中医"血虚"的范畴，中医学认为，贫血多是由于长期慢性肠胃疾患、长期失血或妊娠失养等所致。

【材料准备】

红枣　龙眼　当归　首乌　桑葚　龙眼　丹参
仙鹤草　鸡血藤　淫羊藿　黄芪　茜草　枸杞　肉苁蓉
红参　红豆　花生衣　白糖　猪血　鲫鱼　粳米
黑木耳　冰糖　猪肉　菠菜　鸡蛋　盐　羊肝　姜

【单方验方】

【单方】龙眼30粒，洗净去壳取肉，加两碗水倒入锅内，煮沸5分钟即可，最后加少许白糖，即可食用。本方可以补血，适用于贫血患者。

【验方】红枣7枚，红豆50粒，花生衣适量。三味各洗净，放进锅中，加适量水，先用大火，再用小火煮至豆熟，共同熬汤，连汤共饮之。可治一般性贫血或缺铁性贫血。

【食疗偏方】

【鲫鱼猪血粥】将100克鲫鱼除杂洗净，150克猪血洗净，切块，与100克粳米一起煮成粥。此方可治贫血。

【黑木耳枣汤】将15克黑木耳、15枚红枣用温水泡发并洗净，放入小碗中，加水和冰糖。将碗放置锅中蒸约1小时。本方可以和血养荣，滋补强身，对贫血有食疗作用。

【猪肉蛋枣汤】将50克猪肉和10枚红枣放入锅中，加适量清水，打入一个鸡蛋共煮。本方可以滋阴养血，用于失血性贫血症。

【菠菜鸡蛋汤】将60克菠菜洗净，切段，用沸水煮，水再沸放入100克羊肝，姜丝、盐适量，打入鸡蛋卧煮。本方可以补虚损，理气血，经常食用能改善贫血状况。

【中药偏方】

【当归龙眼汤】将15克当归，20克龙眼以水煎服。本方可以滋阴补血，可用于老年气血虚弱、产后体虚乏力、营养不良引起的贫血等。

【首乌红枣茶】将30克首乌、10枚红枣以水煎服。本方可以滋补肝肾，健脾养血。

【丹参首乌汤】丹参30克，首乌、鸡血藤、淫羊藿、黄芪各15克，茜草45克，枸杞、肉苁蓉各9克，红参6克，水煎服。本方可以益气补血。

【桑葚龙眼方】将鲜桑葚60克、龙眼肉15克，炖烂食用。本方可以治贫血。

【仙鹤草黄芪汤】45克仙鹤草及15克制黄芪，洗净，放进锅中，加适量水，煎服。本方可治贫血。

失眠

[病症陈述] 失眠又称"不寐",常表现为难以入眠、不能入睡、维持睡眠困难、过早或间歇性醒来而致睡眠不足。中医认为,失眠是由人体阴阳、气血、脏腑不调造成心神不安,心失所养,心血不足等而引起的。

【材料准备】

陈皮　半夏　伏苓　甘草　竹茹　枳实　黄芩
熟地　柏子仁　莲子　百合　炒枣仁　枸杞　菊花
地黄　当归　五味子　茯神　龙眼　牛奶　猪心
牛肉　红枣　猪肉　白糖　大米　白酒　粳米

【单方验方】

【单方】 将适量牛奶,放进锅中,煮沸,趁热服用。每晚睡前顿服,可连续使用。本方可用于失眠。

【验方】 陈皮15克,半夏15克,茯苓15克,甘草5克,竹茹15克,枳实15克,黄芩10克,熟地5克。水煎服。本方主治因愤怒、心情不畅或惊恐等引起的夜不能寐或夜睡多梦。

【食疗偏方】

【柏子猪心】 将猪心1个,洗净,纳入适量柏子仁;锅内加水熬煮,把柏子仁去掉,猪心切片,即可食用。本方适用于心血虚所致的心悸、失眠。

【莲子百合煨猪肉】 将100克猪肉切成小块,把50克莲子、20克百合同放入锅内加水,再加入葱、姜等调料,烧开后用文火煨炖1小时即成。本方补益心脾,可用于心脾不足所致的心悸、失眠者。

【百合牛肉粥】 将20克百合和100克粳米,加上50克牛肉,煮成粥。此方对心脾虚弱引起的失眠有不错的效果。

【百合红枣粥】 将15克百合、10枚红枣洗净,与60克大米一起放进锅中,共煮成粥。本方适用于失眠。

【中药偏方】

【酸枣仁饮】 将15克酸枣仁炒黄研末,用开水冲服,空腹食之。本方可以宁心安神。用于心悸、失眠、多梦等症。

【枸杞菊花酒】 将50克枸杞、30克菊花、10克地黄、10克当归、10克五味子浸入500毫升白酒内,封固7个月后饮用。本方可以补血养心,健脾益气。

【茯神饮】 将50克茯神用水煎服。本方可以养心安神,用于睡不实、欲睡不得睡等。

【糖渍龙眼】 将500克鲜龙眼去皮和核,洗净,放入碗中,加白糖,上笼蒸,晾3次,致使色泽变黑。将变黑的龙眼拌50克白糖,装入瓶中即成。本方可养心安神,适用于病后体弱及心血不足所致的失眠、心悸、健忘等。

水肿

[病症陈述] 中医称之为"水气",亦称为"水肿"。水肿是指血管外的组织间隙中有过多的体液积聚,为临床常见症状之一。水肿是全身气化功能障碍的一种表现,与肺、脾、肾各脏腑密切相关。

【材料准备】

藿香　佩兰　厚朴　法半夏　杏仁　甘草　白豆蔻
茵陈　白茅根　薏米　黄芪　茯苓　猪苓　泽泻
白术　桂枝　玉米须　赤小豆　西瓜皮　冬瓜皮　土茯苓
鸭肉　生姜　鲫鱼　鲤鱼　葱白　粳米　商陆

【单方验方】

【单方1】每次取鲜白茅根(去净皮与节间小根)500克,水煎。此方可以治小便不利,湿热水肿。

【单方2】生姜皮9克,开水冲服。此方可行水消肿。

【验方】藿香、佩兰、厚朴、法半夏、杏仁、甘草各10克,白豆蔻4克,薏米30克。水煎服。此方适用于下肢水肿不减的患者。

【食疗偏方】

【鲤鱼红小豆】鲤鱼1条,处理干净;15克赤小豆、9克商陆洗净,置于鱼腹内,开口处扎紧,放锅内水煮,鱼熟肉烂后饮汤,不吃鱼肉。本方有补虚利尿消肿的功效,用于体虚水肿的调养和治疗,包括营养不良性浮肿和慢性肾炎水肿。

【鸭肉粥】先将100克鸭肉切细煮至熟烂,再加100克粳米、3根葱白一同煮粥。此方有补益脾胃、利尿消肿、滋阴养血的功能,适用于功能性水肿。

【鲫鱼冬瓜皮汤】鲫鱼1条,处理干净;60克冬瓜皮、30克薏米洗净,共煮汤,待冬瓜皮、薏米熟烂后,饮汤食鱼肉。此方能利尿消肿,用于慢性、急性水肿的治疗,对肾小球肾炎水肿颇为有效。

【中药偏方】

【赤小豆汤】取赤小豆30克,西瓜皮、玉米须、冬瓜皮各15克。水煎服。本方清热解毒、利水消肿,适用于肾炎水肿。

【芪豆汤】取赤小豆100克,先淘洗干净,用清水浸泡2小时;黄芪10克,与泡好的赤小豆一同入锅,加水煎煮至豆烂为止,放凉后食用。此方有健脾利水、清热除湿、消肿解毒的功效。

【五苓片】15克茯苓、10克猪苓、10克泽泻、10克白术、6克桂枝,水煎服。此方有通阳化气、健脾、利水之功效,主治小便不利、水肿等症。

【茵陈土茯苓汤】茵陈15克,土茯苓30克,厚朴10克,水煎服。本方可治伤湿水肿。

抑郁症

[病症陈述] 抑郁症是一种常见的心境障碍，以显著而持久的心境低落为主要临床特征，严重者可出现自杀念头和行为。处于抑郁状态的患者本人承受着精神甚至躯体的极大痛苦，需及时治疗。

【材料准备】

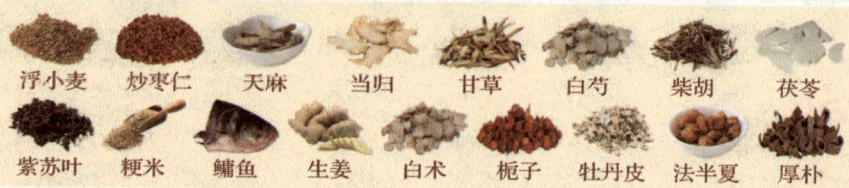

浮小麦　炒枣仁　天麻　当归　甘草　白芍　柴胡　茯苓
紫苏叶　粳米　鳙鱼　生姜　白术　栀子　牡丹皮　法半夏　厚朴

【食疗偏方】

【浮小麦酸枣粥】 浮小麦30克，酸枣仁15克，分别洗净；粳米150克，洗净；所有食材共入锅，加水煮粥，加入盐调味即可。

【天麻鳙鱼汤】 天麻5克，鳙鱼肉50克，加入葱、姜、盐、味精、料酒适量。用中火熬30分钟以上，带汁液黏稠可以食用。

【中药偏方】

【当归白术汤】 当归、白术、茯苓、甘草、白芍、柴胡各6克，栀子、牡丹皮各3克。水煎服。此方能清肝泻火，顺气解郁。

【法半夏厚朴饮】 法半夏、厚朴各10克，茯苓、生姜各15克，紫苏叶6克。每天1剂，水煎服。此方能利气化痰、宽中解郁。

静脉曲张

[病症陈述] 静脉曲张主要是由下肢静脉血管瓣膜损坏所引起的。由于先天性原因、负重及妊娠等能造成静脉压力升高的各种因素，使下肢静脉瓣膜出现松弛、静脉血液倒流。

【材料准备】

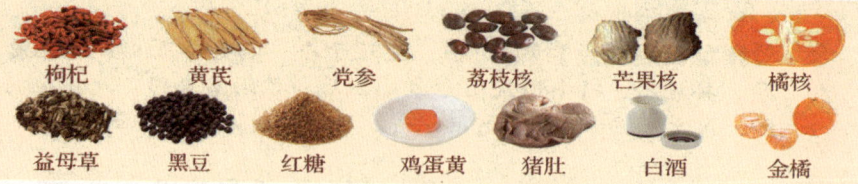

枸杞　黄芪　党参　荔枝核　芒果核　橘核
益母草　黑豆　红糖　鸡蛋黄　猪肚　白酒　金橘

【食疗偏方】

【鸡蛋黄油】 取熟鸡蛋黄研碎，置铜锅内加热熬出蛋黄油，贮于无菌瓷器内备用。用时先清理创面，用浸有蛋黄油的消毒棉片平敷于上。

【金橘煲猪肚】 金橘30克，猪肚100克，洗净切块，入锅，煮成汤。适用于肝气郁滞型精索静脉曲张。

【中药偏方】

【枸杞酒】 1000克枸杞泡入2升白酒，每晚用手蘸枸杞酒涂抹患处即可。

【参芪双核饮】 黄芪20克，党参30克，荔枝核、芒果核各15克，水煎服。

【橘核益母草黑豆饮】 橘核15克，益母草30克，黑豆60克，加水3碗，煎至1碗，加红糖适量调味服食。适用于脉络瘀阻型静脉曲张。

疝气

[病症陈述] 疝气俗称"小肠气",多由咳嗽、喷嚏、用力过度、腹部过肥、用力排便、妇女妊娠等原因引起。早期仅有轻微的局部症状,如局部胀痛,可发现肿块等,不影响内脏功能,没有全身症状。

【材料准备】

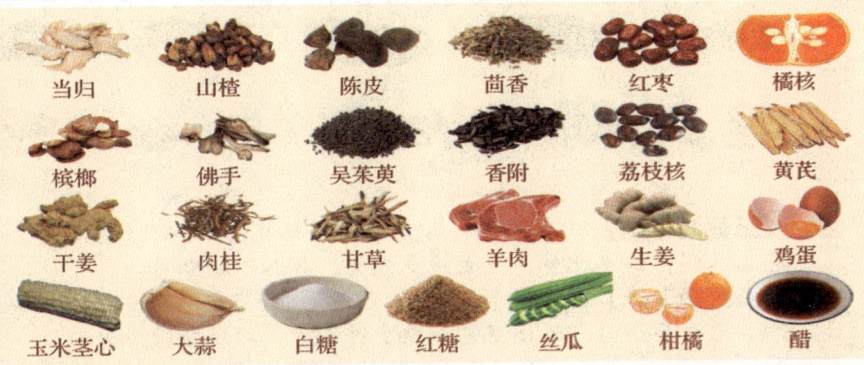

当归　山楂　陈皮　茴香　红枣　橘核
槟榔　佛手　吴茱萸　香附　荔枝核　黄芪
干姜　肉桂　甘草　羊肉　生姜　鸡蛋
玉米茎心　大蒜　白糖　红糖　丝瓜　柑橘　醋

【单方验方】

【单方】将2个鸡蛋用500毫升醋浸泡1日,次日将醋与鸡蛋倒入锅内,煮至醋一半。趁热吃蛋饮汤。本方可以养血散瘀。

【验方】将15克当归,100克羊肉,15克生姜同煮熟。本方可以补血活血,行气止痛,温暖下元,对寒疝有食疗效果。

【食疗偏方】

【山楂红糖】将30克山楂用清水洗净,放入锅中,加入适量清水,大火煮沸,转小火煮烂,放入适量红糖。本方可以活血化瘀,温中散寒,对小肠疝气、肠炎下痢有食疗效果。

【玉米茎心饮】将玉米茎心(玉米茎内之白色柔软绵状物质)10条,加水煮汤。代茶饮用。本方可以清热利尿,对疝气、尿道刺痛、溺白等有食疗效果。

【柑橘红皮蒜】将2头蒜去皮,同50克橘核,2个柑橘,50克白糖,加水两碗,煮成一碗。顿服。本方可以消肿、止痛,对疝气疼痛异常有一定食疗功效。

【中药偏方】

【槟榔佛手汤】槟榔、佛手各18克,吴茱萸、香附、荔枝核、黄芪各15克,茴香、橘核各12克,干姜10克,肉桂、甘草各6克,水煎服。此方可以散寒止痛。

【茴香荔枝核】将荔枝核炒黑,茴香炒焦,捣碎,研末。冲服。本方可以解郁止痛,对小肠疝气致阴囊肿胀、偏坠、疼痛有一定食疗效果。

【红枣橘核】将200克红枣去核不用,将每枚枣肉内包6粒橘核,放于火炉边焙干,研成细末。本方可以补气,破滞。可治疝气引起的阴囊肿大。

【丝瓜陈皮汤】丝瓜焙干,研细末;将10克陈皮研细末。两味混合,开水送服。本方理疝消肿,可治小肠疝气致睾丸肿痛。

甲状腺肿大

[病症陈述] 单纯性甲状腺肿大俗称"粗脖子"、"大脖子",是以缺碘为主的代偿性甲状腺肿大,多见于青春期、妊娠期和更年期,青年女性患者较多。伴随症状有焦虑、失眠、肌肉无力、神经质、饮食增加等。

【材料准备】

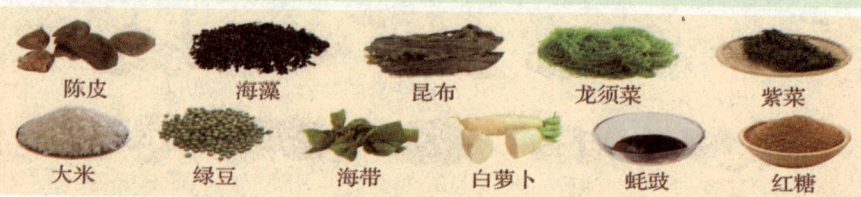

陈皮　海藻　昆布　龙须菜　紫菜
大米　绿豆　海带　白萝卜　蚝豉　红糖

【食疗偏方】

【绿豆海带粥】30克大米、60克绿豆、30克海带丝、6克陈皮,各洗净,入锅,加水适量,煮至绿豆开花,放入红糖即可。

【紫菜萝卜汤】将15克紫菜、250克白萝卜、5克陈皮洗净、切块,加水共煎煮半小时,临出锅前加盐少许调味。对甲状腺肿大有效。

【中药偏方】

【海藻汤】海藻、紫菜、海带、昆布、龙须菜各20克。煎汤。代茶饮用。本方对甲状腺肿胀、淋巴结肿大有效。

【海藻蚝豉汤】将15克海藻、20克海带洗净去砂,60克蚝豉清水浸透,入锅加水煮汤。调味后饮汤吃肉。本方可消肿散结,软坚消瘿。

脱肛

[病症陈述] 脱肛或称直肠脱垂,指肛管直肠外翻而脱垂于肛门外。本病发展缓慢,早期有肛门下坠感或里急后重。常会出现便后有黏膜自肛门脱出,并可自行缩回,便后有下坠感,排便不尽,排便次数增多等症。

【材料准备】

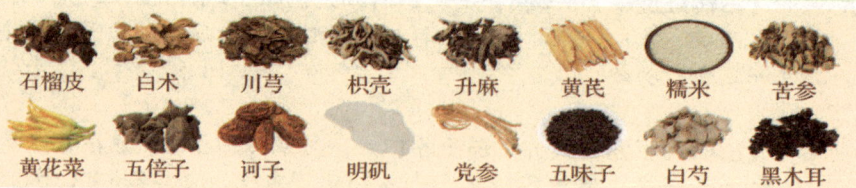

石榴皮　白术　川芎　枳壳　升麻　黄芪　糯米　苦参
黄花菜　五倍子　诃子　明矾　党参　五味子　白芍　黑木耳

【食疗偏方】

【糯米粥】将100克糯米洗净,放进锅中,加适量水,先用大火煮开,再用小火煮至粥成。本方可治老年人脱肛。

【黄花木耳】将100克黄花菜、25克黑木耳洗净去杂质,加水煮1小时。本方可以清热,除湿,消肿,对脱肛或便后滴血有食疗效果。

【中药偏方】

【石榴皮五倍子汤】石榴皮、五倍子、五味子、诃子、明矾各15克,煎汤熏洗患处,每日2次。此方可治疗脱肛。

【白术升麻饮】白术、白芍、川芎、枳壳、升麻各10克,黄芪、党参各30克,苦参15克。水煎,分3次服,每日1剂。此方可以治疗脱肛。

痔疮

[病症陈述] 痔疮是肛门直肠底部及肛门黏膜的静脉丛发生曲张而形成的一个或多个柔软的静脉团的一种慢性疾病。痔疮多因湿热内积、久坐久立、饮食辛辣等导致浊气瘀血流注肛门而患病。

【材料准备】

五倍子、红花、苦参、蛇床子、黄柏、赤小豆、槐叶、薏米、猪皮、红糖、空心菜、蜂蜜、绿豆、黄酒、猪大肠、冬瓜、茄子、醋、黑米、食盐、猪油、白酒

【单方验方】

【单方1】把2000克空心菜洗净切碎,捣汁。菜汁放在锅内,先以武火,后用文火加热煎煮浓缩,至煎液浓稠时,调入蜂蜜,再煎至稠黏如蜜。本方对外痔有一定疗效。

【单方2】黑米50克,洗净,放进锅中,加适量水,熬煮成粥,待粥熟时,加红糖,搅拌均匀即可食用,本方可治痔疮便血。

【验方】将半碗黄酒加等量水煮150克猪皮,用文火煮至熟烂,加50克红糖调和。本方可以养阴清热,对内痔下血有食疗效果。

【食疗偏方】

【绿豆薏米大肠粥】将250克猪大肠洗净,50克绿豆、30克薏米用水浸泡,然后放入肠内并加水少许,肠两端用线扎紧,用砂锅加水同大米煮烂熟后服用。本方对湿热瘀滞型内痔引起的便时无痛性出血、肛门灼热有食疗效果。

【冬瓜绿豆汤】将500克冬瓜去皮,与150克绿豆同煮至烂熟,放入食盐、猪油即可。本方对实热所致痔疮患者有一定食疗效果。

【清蒸茄子】将2个茄子洗净,放碟内,加油盐隔水蒸熟。佐餐食。本方可以清热消肿,止痛。对内痔发炎肿痛、初期内痔便血、痔疮便秘等病症有食疗辅助功效。

【中药偏方】

【五倍子汤】五倍子15克,红花12克。加适量水,用中火煮30分钟,取药汁,外洗。此方可以治疗血瘀型痔疮。

【苦参汤】苦参、蛇床子各15克,黄柏10克。先将药物加水800毫升浸泡后,中火煮30分钟,取药汁,外洗。此方可以治疗湿热型痔疮。

【槐叶茶】将嫩槐叶蒸熟,晒干,取15克,用沸水冲泡15分钟,代茶饮。主治肠风便血、痔疮出血、血淋、湿热瘀滞型痔疮、内痔等症。

【醋煮赤豆】将500克赤小豆洗净,用醋煮熟晒干,再用白酒浸至酒尽为止,晾干,研为末。本方可以排脓止血,对内痔出血有疗效。

肛裂

[病症陈述] 肛裂是一种常见多发的肛门疾病。是以肛门周期性疼痛,伴有习惯性便秘,便时出血为主要表现的疾病。中医认为,多由燥火、湿热蕴结肛门和血虚肠燥所致。

【材料准备】

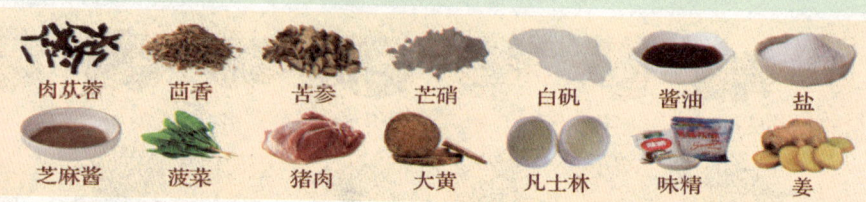

肉苁蓉　茴香　苦参　芒硝　白矾　酱油　盐
芝麻酱　菠菜　猪肉　大黄　凡士林　味精　姜

【食疗偏方】

【芝麻酱拌菠菜】 将500克菠菜煮熟,50克芝麻酱,酱油、盐、姜末、味精适量,凉拌吃。此方能润肠通便,可减轻排便肛门疼痛。

【肉苁蓉炖猪肉】 肉苁蓉200克,猪肉500克,茴香、花椒、生姜、酱油适量,慢火炖烂即可。此方对习惯性便秘有补虚通便作用。

【中药偏方】

【大黄芒硝水】 将20克大黄、15克苦参水煎取汁,加入15克芒硝、10克白矾,待水温适宜时熏洗肛门患处,熏洗15~20分钟。可治肛裂。

【苦参膏】 取苦参100克,研成细粉末,加入凡士林500克,制成20%软膏,外搽患处。可治肛裂。

手足癣

[病症陈述] 手足癣是手癣和足癣的总称。致病菌主要是毛癣菌属和表皮癣菌属,常见菌种有红色毛癣菌。手癣是指发生在手掌和指间的皮肤癣菌感染。足癣是指发生于足跖部及趾间的皮肤癣菌感染。

【材料准备】

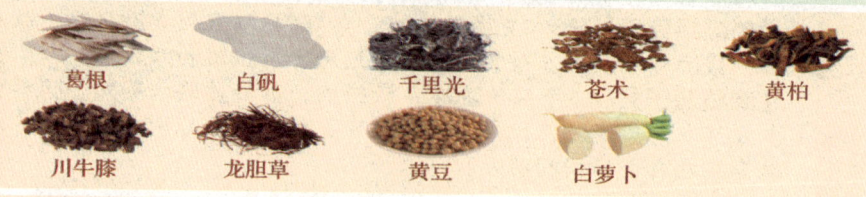

葛根　白矾　千里光　苍术　黄柏
川牛膝　龙胆草　黄豆　白萝卜

【食疗偏方】

【黄豆水】 将150克黄豆砸成碎粒,加水煎煮。常用此法洗脚,效果良好。此方可以除水湿,祛风热可治脚癣。

【白萝卜水】 将1个大白萝卜洗净,切片,放进锅中,加适量水,熬煮成汁,以水洗烫脚。此方可治脚出汗过多。

【中药偏方】

【葛根汤】 葛根、白矾、千里光各70克,烘干研细末,每袋40克密封包装。每晚取1袋药粉加适量温水混匀浸足20分钟,7日为1疗程。

【苍术黄柏方】 苍术、黄柏各15克,川牛膝10克,龙胆草30克,白矾40克。洗净,放进锅中,加适量水,煎水取汁,浸泡患处。

湿疹

[病症陈述] 湿疹是一种常见的皮肤炎性皮肤病,是由多种复杂的内、外因素引起的一种具有多形性皮损和易有渗出倾向的皮肤炎症性反应。有急性、亚急性、慢性三种。

【材料准备】

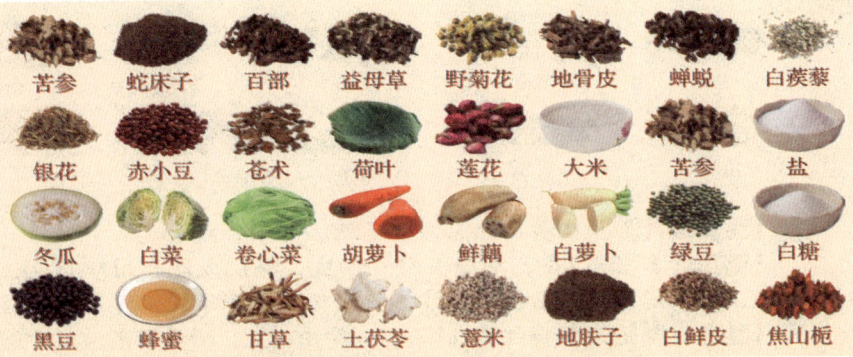

苦参　蛇床子　百部　益母草　野菊花　地骨皮　蝉蜕　白蒺藜
银花　赤小豆　苍术　荷叶　莲花　大米　苦参　盐
冬瓜　白菜　卷心菜　胡萝卜　鲜藕　白萝卜　绿豆　白糖
黑豆　蜂蜜　甘草　土茯苓　薏米　地肤子　白鲜皮　焦山栀

【单方验方】

【单方1】 将30克冬瓜洗净切块,适量大米洗净,放进锅中加适量水,先用大火煮开,再用小火,共同熬成粥。本方适用于湿疹。

【单方2】 将适量绿豆粉炒成黄色,凉凉,用香油调匀,敷患处。清热祛湿,可治湿疹流黄水。

【验方】 苦参60克,蛇床子、百部、益母草、野菊花、地骨皮各30克。煎水洗涤患处。本方可治湿疹。

【食疗偏方】

【蔬菜泥】 将新鲜白菜、卷心菜、胡萝卜洗净、切碎,倒入煮开的水中,15分钟即熟,取出捣成泥加盐。饮汤时可加适量蜂蜜。本方可以祛湿,止痒。对婴儿湿疹有一定食疗功效。

【萝卜藕汁饮】 将100克鲜藕、100克白萝卜,放入榨汁机榨汁,过滤后在汁中调入蜂蜜即可饮用。本方对血虚风燥型湿疹,皮损肥厚、伴有抓痕血痂者有一定食疗效果。

【野菊花饮】 野菊花30克。水煎去渣饮服。本方可以清热利湿,对湿疹有一定疗效。

【三豆饮】 赤小豆、绿豆、黑豆各30克,甘草10克,放进锅中,加适量水,煮至豆熟。本方可治湿疹。

【中药偏方】

【银花茶】 银花15克,洗净,放进锅中,加适量水,水煎,加糖适量,饮用。本方对湿疹有一定疗效。

【蝉蜕苦参汤】 蝉蜕15克、苦参15克、土茯苓10克、薏米10克、白蒺藜、地肤子、白鲜皮、焦山栀、生甘草、苍术各5克。水煎服,此方可以清热解毒、祛风化湿,可用治小儿急性湿疹。

【荷叶饮】 取1张荷叶洗净,水煎服。本方对湿疹有一定治疗功效。

【莲花饮】 将5朵莲花洗净,瓣成单片,用开水冲服,此方可以凉血止血,祛湿消风。对湿热俱盛型湿疹有一定疗效。

痱子

[病症陈述] 痱子是因小汗腺导管闭塞导致汗液潴留而形成的皮疹。多因汗出不畅，以皮肤出现针头大小红疹或小疱，灼热瘙痒为主要表现。通常发生于热、湿气候中。常见于儿童，尤其是小汗管尚未发育完全的新生儿。

【材料准备】

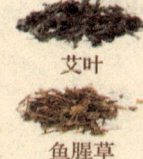 艾叶　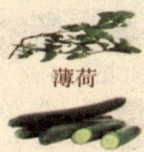 薄荷　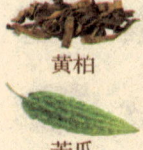 黄柏　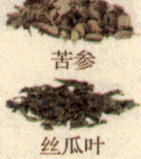 苦参　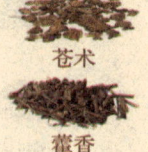 苍术

鱼腥草　黄瓜　苦瓜　丝瓜叶　藿香

【食疗偏方】

【生黄瓜汁】用生黄瓜汁涂擦于患处。可治疗痱子。

【苦瓜汁】苦瓜1条，洗净去籽，切块，捣烂成泥，用纱布包住苦瓜泥，挤压滤汁。然后把苦瓜汁直接涂抹到长痱子处，可止痒，消毒。

【丝瓜叶黄柏末】将丝瓜叶100克，黄柏20克，晒干研末，撒于患处。

【中药偏方】

【艾叶薄荷水】将15克艾叶和10克薄荷洗净，放进锅中，加水熬煮，凉透后洗澡。此方可以挥发散热，适用于痱子。

【苦参黄柏汤】苦参、黄柏、苍术各20克，藿香15克，水煎，洗患处。

【鱼腥草汤】取120克鱼腥草放进锅中，水煎，待温，洗澡。

斑秃

[病症陈述] 斑秃是脱发的一种，特征是头发呈片状脱落，民间俗称"鬼剃头"。斑秃可以发生在儿童到成年的任何时期。一般为一块硬币大小或更大的圆形的脱发斑。中医认为血虚生风，发失滋荣就会致斑秃。

【材料准备】

茯苓　何首乌　花椒　侧柏叶　生姜

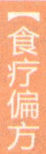

陈醋　辣椒　黑芝麻　蜂蜜　白酒　鸡蛋

【食疗偏方】

【陈醋鸡蛋】取老陈醋120毫升，煮沸半分钟，冷却后打入1个鸡蛋调匀，倒入瓶内密封7天。用棉签蘸混合液涂擦患处，此方可治斑秃。

【鲜姜汁】将适量生姜洗净，切片，用捣蒜器捣成泥，再放进纱布中绞成汁，直接涂擦于患处即可，此方可治斑秃。

【中药偏方】

【茯苓散】将10克茯苓研成细末，温开水送服。本方可活血、通络、生发。

【补血生发汤】将50克黑芝麻、50克何首乌共研末，与120克蜂蜜做丸。

【花椒汁】花椒、辣椒、鲜姜块、侧柏叶各15克，用白酒浸泡24小时后取汁，每天早晚擦患处。

少白头

[病症陈述] 顾名思义，少白头即是青少年时，头发过早变成白色。正常人从35岁开始，毛发色素细胞开始衰退。而有的人20来岁就白了，医学上称少年白发，俗称"少白头"。

【材料准备】

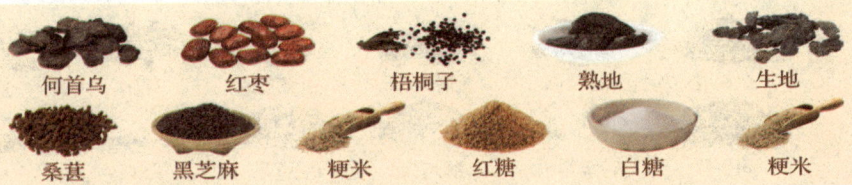

何首乌　红枣　梧桐子　熟地　生地
桑葚　黑芝麻　粳米　红糖　白糖　粳米

【食疗偏方】

【补肾黑发汤】将150克黑芝麻粉与10克何首乌粉，加糖适量，煮成浆状，开水冲服。本方可补肾填精，对精虚血弱所引起的白发有疗效。

【仙人粥】50克何首乌洗净，煎取汁液；100克粳米洗净，红枣10克，将药汁放入粳米中，加红枣和水煮成粥，加入红糖调味即成。

【中药偏方】

【桐子首乌汤】梧桐子15克，何首乌25克，黑芝麻15克，熟地25克，水煎服，代茶饮。本方治白发。

【生地桑葚散】将30克生地、30克桑葚共捣末，用水冲服。

【何首乌生地汤】12克何首乌、25克生地，开水冲服，当茶饮。

银屑病

[病症陈述] 牛皮癣也称银屑病，是一种常见的原因不明，并易复发的红斑、丘疹、鳞屑性慢性皮肤病，在红色丘疹或斑片上覆有银白色多层鳞屑，以四肢伸侧、头皮和背部较多。

【材料准备】

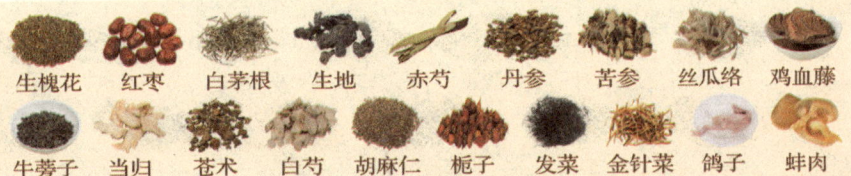

生槐花　红枣　白茅根　生地　赤芍　丹参　苦参　丝瓜络　鸡血藤
牛蒡子　当归　苍术　白芍　胡麻仁　栀子　发菜　金针菜　鸽子　蚌肉

【食疗偏方】

【金针炖蚌肉】30克蚌肉洗净，与15克金针菜、10克丝瓜络共同煎汤，调味后服食。本方对血热引起的牛皮癣有一定食疗效果。

【红枣炖鸽肉】鸽子1只，处理干净，与15枚红枣、10克发菜共入锅，加水炖熟，调味即成。本方对牛皮癣有疗效，润燥效果明显。

【中药偏方】

【槐花茅根汤】生槐花、白茅根、生地、鸡血藤各30克，赤芍、丹参各15克。水煎服，可治疗牛皮癣。

【当归苦参汤】当归12克，苦参、苍术、白芍、胡麻仁、栀子、牛蒡子各10克，甘草各5克。水煎服。

丹毒

[病症陈述] 丹毒虽以"毒"命名,却并不是病毒感染引起的,而是由细菌感染引起的急性化脓性真皮炎症。皮肤的任何炎症,尤其是有皲裂或溃疡的炎症为致病菌提供了侵入的途径。

【材料准备】

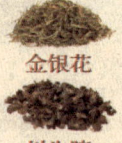 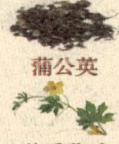 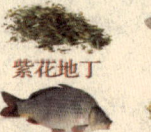 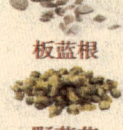 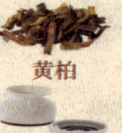 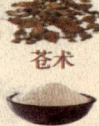

金银花　蒲公英　紫花地丁　板蓝根　黄柏　苍术

川牛膝　苦瓜茎叶　鲫鱼肉　野菊花　白酒　赤豆粉

【食疗偏方】

【苦瓜茎叶汁】 将适量苦瓜茎叶洗净,捣烂,绞取其汁。涂于患处。本方可以清热,解毒,用于治丹毒、热疮。

【鲫鱼肉赤豆粉】 将适量鲫鱼肉捣烂,同少量赤豆粉调匀,加水和之。敷于患处,清热,解毒,祛湿,可用治小儿丹毒。

【中药偏方】

【银花蒲公英茶】 金银花20克,蒲公英、野菊花、紫花地丁各15克。水煎服,此方可以治疗丹毒。

【板蓝根茶】 板蓝根50克,黄柏12克,苍术9克,川牛膝9克,水煎服。此方可以清热解毒,对治疗丹毒有一定的效果。

耳鸣

[病症陈述] 耳鸣是一种常见的临床症状,它并不是一种疾病。耳鸣是指耳内听到异常响声。饮食不节,饮酒厚味肥甘,郁久化火,或情志抑郁,肝气失于疏泄,清窍被蒙,则发生耳鸣之症。

【材料准备】

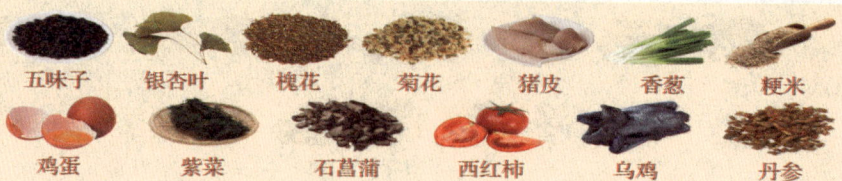

五味子　银杏叶　槐花　菊花　猪皮　香葱　粳米

鸡蛋　紫菜　石菖蒲　西红柿　乌鸡　丹参

【食疗偏方】

【猪皮煲】 60克猪皮、60克香葱同剁烂,稍加食盐,蒸熟后一次吃完。

【紫菜汤】 可将紫菜适量,与1个鸡蛋、适量西红柿,一起放进锅里煮汤。本方可治疗耳鸣。

【乌鸡粥】 将50克乌鸡洗净,150克粳米洗净,共入锅,加水煮成粥。

【中药偏方】

【菖蒲饮】 15克石菖蒲、12克五味子,均洗净,放入锅内,加水煎煮,待温即可饮用。本方可以养生滋阴,填精聪耳。

【银杏槐花汤】 银杏叶100克,槐花、菊花各35克,丹参22克。煮沸取药液与1500毫升热开水同入脚盆中,趁热熏蒸,待温后泡脚。

第4章
儿童易患疾病奇效偏方速查

● 本章内容针对的是儿童易患的疾病，这里说的儿童包括新生儿（从出生后脐带结扎开始，至生后满28天）、婴儿（出生28天后至1周岁）、幼儿（1周岁后至3周岁）、学龄前期（3周岁后至7周岁）、学龄期（7周岁后至青春期来临，一般女孩12岁，男孩13岁）。小孩脏腑娇嫩，机体的抵抗力也较差，所以容易发病，并且变化迅速，所以要积极治疗，不能怠慢。本章介绍了24种常见的新生儿科及儿科疾病，列举了一系列的对症小偏方供家长们选择，但要根据小儿的年龄，把握好药材剂量。

小儿感冒

[病症陈述] 小儿感冒是一种儿童常见病，临床表现为恶寒、发热、头痛、鼻塞、流涕、咽痛、咳嗽等。严重者可出现高烧、烦躁不安或嗜睡，甚至会抽搐等。小儿形体娇嫩，卫表不固，故易被外邪侵犯所致。

【材料准备】

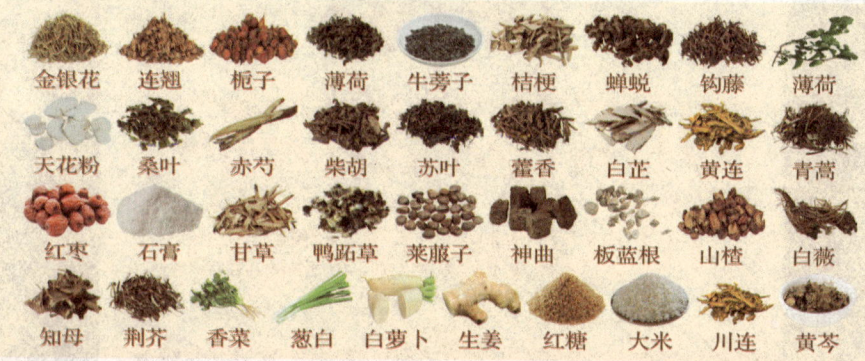

金银花　连翘　栀子　薄荷　牛蒡子　桔梗　蝉蜕　钩藤　薄荷
天花粉　桑叶　赤芍　柴胡　苏叶　藿香　白芷　黄连　青蒿
红枣　石膏　甘草　鸭跖草　莱菔子　神曲　板蓝根　山楂　白薇
知母　荆芥　香菜　葱白　白萝卜　生姜　红糖　大米　川连　黄芩

【单方验方】

【单方】鸭跖草30克，水煎服，早晚各1次。本方适用于小儿流感、高热烦渴及不明原因的高热。

【验方1】金银花7克，连翘6克，栀子5克，薄荷5克，牛蒡子5克，桔梗3克，甘草5克，水煎服。每日1剂。本方适用于小儿风热感冒重症者。

【验方2】生姜15～30克，洗净切片，捣烂，放入20克红糖，水煎。趁热饮用，每次服50～100毫升。

【食疗偏方】

【葱白香醋粥】取连根葱白15根，洗净切段；100克大米洗净，入锅煮至粥将熟时，加入香醋5毫升，搅匀，撒上葱段即可。本方适用于小儿风寒感冒。

【萝卜姜枣汤】将白萝卜、姜分别洗净、切成薄片待用。取白萝卜5片，姜3片，红枣3枚，置锅内，加水适量，煮沸20分钟，去渣留汤。本方适用于风寒感冒、咳嗽。

【陈皮白粥】大米60克，洗净后置锅内加水煮粥，煮至快熟时加入10克陈皮，再煮约10分钟，搅匀即可。本方适用于小儿风寒感冒患者。

【葱白香菜汤】葱白10根，香菜10棵，将两者洗净并切段，煎水，煎好后留汁去渣。本方适用于小儿风寒感冒者。

【中药偏方】

【银花连翘汤】金银花6克，钩藤6克，薄荷6克，连翘6克，蝉蜕3克，炒莱菔子5克，甘草2克。水煎服，每日1剂。本方适用于小儿风热感冒。

【石膏柴胡汤】生石膏15克，天花粉9克，青蒿9克，白薇31克，桑叶9克，赤芍6克，柴胡6克，荆芥9克，黄连3克，山楂9克，神曲9克，板蓝根15克。水煎服，每日1剂。本方适用于风热感冒患者。

【石膏知母汤】生石膏10克，知母6克，青蒿10克，甘草3克。水煎服，每日1剂。本方适用于风热感冒。

【正气汤】苏叶10克，藿香10克，连翘15克，薄荷5克，白芷10克，川连10克，黄芩10克，甘草5克。水煎服，每日1剂，分3次服用。本方适用于各型小儿感冒。

小儿咳嗽

[病症陈述] 小儿咳嗽是一种常见病。小儿咳嗽有外感和内伤之分,外感咳嗽的咳嗽声比较高扬,病程短,伴有表证,多属实证;内伤咳嗽发病较缓,咳嗽声低沉,多兼有不同程度的里证。

【材料准备】

百部　白前　紫菀　杏仁　乌梅　枇杷叶　青黛
紫苏　金银花　石膏　鱼腥草　苏梗　前胡　白茅根
侧柏叶　川贝　甘草　红枣　半夏　白萝卜　蜂蜜　大蒜
雪梨　板蓝根　葱白　米醋　粳米　生姜　橘子　冰糖

【单方验方】

【单方】 白萝卜1个,洗净,将中心挖空,然后将100克的蜂蜜倒入其中,置碗内蒸熟即可。本方适用于风热咳嗽、化痰止咳。

【验方1】 百部、白前、紫菀、杏仁、乌梅、枇杷叶各15克,青黛5克。水煎服,每日1剂,分多次服用。本方适用于小儿久咳而消瘦者。

【验方2】 大米50克,生姜5片,葱白5段,米醋5毫升,加水适量煮粥,趁热饮用。本方对小儿咳嗽、咽痒、咳痰清稀、鼻塞疏清涕等症状有疗效。

【食疗偏方】

【紫苏粥】 紫苏10克,粳米50克,生姜4片,红枣3枚,将食材洗净,粳米煮粥,粥快熟时加入紫苏、生姜、红枣,搅匀待熟即可。本方适用于小儿风寒咳嗽。

【杏仁萝卜汤】 杏仁10克,生姜3片,白萝卜100克,煎水服用,每日1次。本方适用于小儿风寒咳嗽。

【川贝蒸雪梨】 梨1个,洗净,中心掏空备用,将6粒川贝和适量冰糖捣碎加入梨中,置于碗内蒸熟即可。本方适用于风热咳嗽。

【烤橘子】 橘子2个,直接放在小火上烤,并不断翻动,烤到橘皮发黑,并从橘子里冒出热气即可。待橘子稍凉一会儿,剥去橘皮,让孩子吃温热的橘瓣。

【中药偏方】

【金银花杏仁饮】 金银花10克,杏仁10克,水煎服,每日1剂。本方适用于小儿风热咳嗽。

【鱼腥草石膏汤】 鱼腥草15克,生石膏30克,杏仁10克。水煎服,每日1剂。本方适用于小儿风热咳嗽。

【杏仁饮】 杏仁10克,苏梗、前胡各15克,半夏5克,生姜3片。水煎服,每日1剂,分3次服用。本方适用于小儿各型咳嗽。

【白茅根川贝饮】 白茅根10克,侧柏叶6克,杏仁4克,川贝5克,甘草5克,板蓝根10克。水煎服,每日1剂。

【蒜汁蜂蜜】 大蒜20克,去皮捣烂,用1杯开水浸泡,凉凉后再隔水蒸20分钟。取汁调入15克蜂蜜饮。

小儿扁桃体炎

[病症陈述] 小儿扁桃体炎是咽部扁桃体发生急性或慢性炎症的一种病症,为儿童时期的常见病。严重者扁桃体红肿化脓、形成化脓性扁桃体炎,久治不愈可转成慢性扁桃体炎,容易引起肾炎、心脏病。

【材料准备】

罗汉果　枸杞　桔梗　无花果　酸梅　橄榄
甘草　白萝卜　甘蔗　冰糖　白糖

【食疗偏方】

【橄榄酸梅汤】橄榄60克,酸梅10克,枸杞10克,水煎去渣留汁,加白糖调味食用。本方适用于急性咽炎、急性扁桃体炎。

【萝卜甘蔗汁】鲜白萝卜适量绞汁30毫升,甘蔗绞汁15毫升,加适量白糖搅匀,水冲服,每日2次。本方适用于小儿扁桃体炎。

【中药偏方】

【罗汉果茶】罗汉果1个,桔梗10克,甘草6克。水煎服,每日2次,本方适用于小儿急性扁桃体炎。

【无花果冰糖饮】无花果60克水煎,加入适量冰糖调味,每日1剂,分2次服。本方适用于小儿扁桃体炎。

小儿腮腺炎

[病症陈述] 腮腺炎表现为畏寒,发热,头痛,呕吐,一侧腮腺肿痛,以耳垂为中心,逐渐扩大,蔓延至面部、颈及颌下,咀嚼及吃酸性食物时疼痛加剧。肿大的腮腺稍有弹性,触摸时疼痛加剧,局部稍红,边缘不清楚。

【材料准备】

大青叶　蒲公英　乳香　没药　板蓝根　玄参　大黄　黄连　黄柏
五倍子　连翘　薄荷　白萝卜　绿豆　赤小豆　冬瓜　冰糖

【食疗偏方】

【萝卜冬瓜汤】白萝卜1个,冬瓜适量,洗净均切片,加适量的水,炖汤服用。本方适用于小儿腮腺炎。

【绿豆汤】绿豆30克,赤小豆30克,泡好洗净,熬汤,汤快熟时加入适量冰糖搅匀即可,本方适用于小儿腮腺炎。

【中药偏方】

【大青叶乳香膏】大青叶60克,乳香30克,没药30克,黄柏30克,黄连30克,大黄30克,五倍子30克。将药材捣碎用蜂蜜调匀外敷。

【蒲公英板蓝根饮】蒲公英30克,板蓝根20克,玄参15克,连翘12克,薄荷10克(后放)。水煎服,每日1剂,分2次服用。

小儿百日咳

[病症陈述] 百日咳是儿科常见疾病。病初起时症状很像感冒，有低热，咳嗽有痰，以后咳嗽逐渐变成阵发性，咳嗽时涕泪齐流，有时呕吐，弯腰曲背，每次咳嗽快完时，常会发出像鸡叫的尾音，直到咳出黏痰为止。

【材料准备】

百部、紫菀、枳实、陈皮、黄精、天冬、麦冬、茯苓
车前草、紫草、柿饼、罗汉果、沙参、甘草、桔梗、黄芩
桑白皮、杏仁、麻黄、半夏、柴胡、浙贝母、桃仁、青黛
山栀子、川贝、梨、蜂蜜、冰糖、芹菜、大蒜、白萝卜、石膏

【单方验方】

【单方】车前草30克（鲜品加倍），煎浓汁去渣，加蜂蜜30克调匀，分3次服用。本方适用于小儿百日咳。

【验方1】百部、紫菀、枳实、陈皮各6克，黄精、天冬、麦冬、茯苓各10克，半夏、甘草各4克。以上所有药材分别洗净，水煎服，每日1剂，分3次服用。本方可治疗小儿百日咳。

【验方2】梨1个，洗净，去皮，横着切开，挖去核，在其内纳入0.5克麻黄，用牙签合上，上锅蒸熟，去麻黄，食梨饮汁，分2次服完。本方能润肺止嗽，对小儿百日咳有一定食疗效果。

【食疗偏方】

【萝卜汁】白萝卜1个洗净，切段并绞汁，按每30毫升加饴糖20毫升的比例配伍，沸水冲服。本方适用于小儿百日咳。

【芹菜汁】芹菜适量，将鲜芹菜留根洗净榨汁，加适量蜂蜜调匀，沸水冲服。本方适用于小儿百日咳。

【蒜头汤】大蒜3瓣，洗净去皮，然后用刀拍碎，与冰糖同入砂锅煎煮，水开即可。本方适用于小儿百日咳。

【柿饼饮】柿饼3个，罗汉果半个，加水1200毫升煮至500毫升，去渣，加冰糖搅匀即可。本方适用于小儿百日咳。

【中药偏方】

【紫草沙参饮】紫草、沙参、桑白皮各10克，杏仁6克，浙贝母、桃仁、甘草各5克。水煎服，每日1剂。本方适用于小儿百日咳。

【桔梗石膏汤】柴胡4克，桔梗5克，黄芩3克，桑白皮3克，山栀子2克，甘草1克，石膏10克。水煎服，每日1剂。本方能清热退咳嗽，对小儿百日咳有一定的疗效。

【百部饮】百部、桑白皮、杏仁各6克煎水，化入冰糖1克。水煎服，每日1剂，分3次服用。本方适用于小儿百日咳。

【清肺止咳汤】桑白皮、川贝、黄芩、杏仁、百部、枳实、青黛各10克。水煎服，早晚分2次口服，每日1剂。本方清肺泻热，化痰止咳。适用于痉咳期反复阵发性痉挛性咳嗽。

小儿厌食

[病症陈述] 小儿厌食主要表现为长期不思进食，厌恶摄食，食量显著少于同龄正常儿童。可有嗳气、泛恶、脘痞、大便不调等症，或伴面色少华、形体偏瘦、口干喜饮等症，但精神尚好，活动如常。

【材料准备】

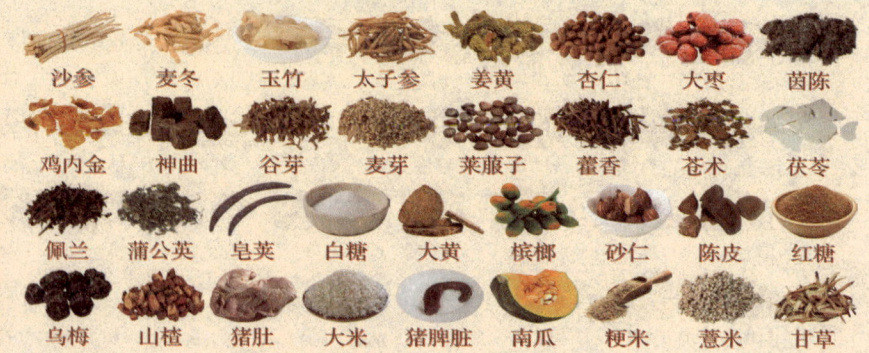

沙参、麦冬、玉竹、太子参、姜黄、杏仁、大枣、茵陈、鸡内金、神曲、谷芽、麦芽、莱菔子、藿香、苍术、茯苓、佩兰、蒲公英、皂荚、白糖、大黄、槟榔、砂仁、陈皮、红糖、乌梅、山楂、猪肚、大米、猪脾脏、南瓜、粳米、薏米、甘草

【单方验方】

【单方】 将皂荚洗净晾干后，切断，放入铁锅内，先旺火、后慢火炒至内无生心为度，研成粉末备用。每次服药粉1克，分2次服用，用白糖拌匀后吞服。本方适用于小儿厌食。

【验方】 沙参、麦冬、玉竹各5克，太子参10克，姜黄2克，杏仁5克，乌梅、大枣各1枚。水煎服，每日1剂。本方适用于小儿厌食。

【食疗偏方】

【脾脏炖内金】 鸡内金10克，猪脾脏1个，加入适量的水，出锅时水不要太多，熬汤饮服。本方适用于小儿厌食。

【谷芽炖猪肚】 谷芽15克，猪肚100克，以四碗水煎成两碗水，熬汤饮服。本方适用于小儿厌食。

【神曲粥】 神曲10克，粳米100克。先将神曲用纱布包扎好，煎取药汁后，去渣，加粳米，一同煮粥即可。本方适用于小儿厌食。

【南瓜粥】 大米500克，南瓜半个，红糖适量。将大米淘净，加水煮至七八成熟时，滤出；南瓜去皮洗净切块，加油、盐炒过后，将大米倒于南瓜上，慢火蒸熟即可。本方适用于小儿厌食。

【中药偏方】

【麦芽神曲汤】 炒麦芽、焦山楂、炒神曲各10克，鸡内金5克，莱菔子6克。以上几味药材分别用清水稍微冲洗一下，洗去杂质，不宜清洗太过，放入熬药的药罐中，加入适量清水，以盖住药材为度，大火煎沸，转小火慢煎20分钟，煎三沸即可。每日1剂，本方适用于小儿厌食症。

【茯苓薏米汤】 藿香、苍术、佩兰各5克，蒲公英、茵陈各6克，茯苓、薏米各10克。水煎服，每日1剂，分3次服用。本方适用于小儿厌食。

【大黄槟榔方】 大黄3克，槟榔6克，陈皮6克，砂仁5克，焦山楂10克，神曲10克，炒麦芽10克，甘草3克。水煎服，每日1剂。本方理气醒脾，消食开胃。治小儿厌食症。

小儿气管炎

[病症陈述] 小儿气管炎是小儿常见的一种急性上呼吸道感染，通常是由病毒性感染引起的并发症，也可能由细菌感染所致。表现为没有固定规律发热，频繁刺激性干咳，精神不振、食欲减退、烦躁不安等。

【材料准备】白芥子、桔梗、莱菔子、白前、百部、地骨皮、桑白皮、葶苈子、前胡、甘草、苏子、荆芥、紫菀、麻黄、杏仁、桔梗、丝瓜、鸡蛋、瘦肉

【食疗偏方】
【丝瓜汤】丝瓜去皮，洗净切条，鸡蛋打碎调匀，先倒入丝瓜慢炒，加入适量的水，最后倒入鸡蛋，加入调料，成汤即可。
【瘦肉汤】瘦肉150克，洗净切条，鸡蛋打碎调匀，在鲜汤中加入瘦肉和鸡蛋，煮熟即可。本方适用于小儿气管炎。

【中药偏方】
【苏子地骨汤】白芥子、桔梗各4克，莱菔子、荆芥、紫菀、百部、白前各6克，地骨皮、桑白皮各10克，甘草3克。水煎服，每日1剂，分3次服。
【麻黄前胡汤】麻黄3克，杏仁、前胡各8克，桔梗4克，苏子5克，葶苈子5克。水煎服，每日1剂。本方适用于急性小儿气管炎。

小儿肥胖

[病症陈述] 小儿肥胖症是由于能量摄取超过人体的需要，使体内脂肪过度积聚，体重超过正常范围，引起的慢性代谢性疾病。从数量上讲，脂肪含量超过标准15%即为肥胖。

【材料准备】淫羊藿、苍术、泽兰、茯苓、陈皮、枳实、姜黄、防风、甘草、枇杷叶、升麻、泽泻、槟榔、半夏、竹茹、赤小豆、粳米、醋、冰糖

【食疗偏方】
【醋茶】食醋适量，每日饮用15毫升，可分3次饮用。本方适用于小儿肥胖。
【赤小豆粥】赤小豆100克，陈皮15克，粳米150克，共煮粥，粥煮好后加冰糖，再次沸腾后即可。每日1次。

【中药偏方】
【淫羊藿苍术散】淫羊藿、炒苍术各40克，泽兰24克，槟榔、升麻、防风各36克，姜黄18克，泽泻12克，半夏5克。将药混匀，共研成粉，密封备用。每次服3克，每天3次，温开水送服。
【茯苓枳实汤】茯苓、枳实、枇杷叶各8克，甘草3克，竹茹6克。水煎服。

小儿消化不良

[病症陈述] 医学上称为功能性消化不良，是一组以反复发作的餐后饱胀、早饱、厌食、嗳气、恶心、呕吐、上腹痛、上腹烧灼感或反酸为主要表现，而经各项检查排除器质性、系统性或代谢性疾病的常见临床症候群。

【材料准备】

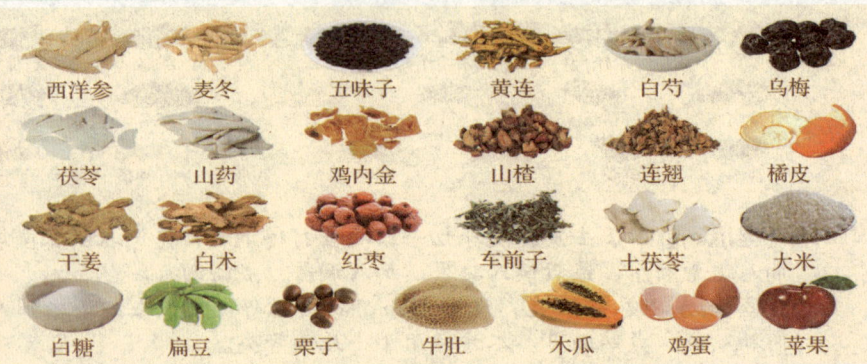

西洋参　麦冬　五味子　黄连　白芍　乌梅
茯苓　山药　鸡内金　山楂　连翘　橘皮
干姜　白术　红枣　车前子　土茯苓　大米
白糖　扁豆　栗子　牛肚　木瓜　鸡蛋　苹果

【单方验方】

【单方】鸡蛋1个，煮熟，去皮去蛋白，取蛋黄放入锅内用文火熬炼取油。1岁以下小儿每天服1只蛋黄油，分2～3次口服。1岁以上的小儿可每日服2个蛋黄油，分2～3次服用，连续服用3天。本方对小儿消化不良有一定食疗功效。

【验方】西洋参2克，麦冬9克，五味子3克，黄连3克，白芍3克，乌梅3克，茯苓12克，扁豆12克，木瓜9克。水煎服，每日1剂，分2次服用。本方适用于小儿消化不良。

【食疗偏方】

【栗子膏】栗子10枚，白糖25克。栗子去皮，加适量水煮成糊膏，下白糖调味。每日2次。本方适用于小儿消化不良。

【牛肚粥】牛肚250克，大米70克，盐少许。用盐将牛肚搓洗净，切小丁，与大米一同煮粥即可。本方适用于小儿消化不良、食欲不振。

【山药薄饼】山楂10克，山药10克，白糖适量。将山楂、山药洗净蒸熟，冷后加白糖搅匀，压成薄饼即可。本方适用于小儿消化不良。

【内金大枣汤】山楂片20克，红枣10枚，鸡内金10克，白糖少许。山楂片及红枣烤焦呈黑黄色，加鸡内金、白糖煮水。频频温服，连服2天。本方适用于小儿消化不良。

【苹果汤】苹果2个，洗净，连皮切碎，加水300毫升和少许盐共煮。煮好后取汤代茶饮。1岁以内小儿可以加糖后再饮，1岁以上小儿可吃苹果泥。每次30克，每日3次。本方对小儿消化不良有一定食疗功效。

【中药偏方】

【连翘橘皮茶】连翘、橘皮各30克，土茯苓20克。开水泡茶饮用。本方适用于小儿消化不良。

【车前子散】车前子适量，将车前子炒焦研碎口服。每次3克，每日3次。本方适用于小便不通及小儿消化不良。

【白术红枣方】白术30克，干姜10克，红枣250克，鸡内金30克。将鸡内金和白术焙干熟研末；干姜研成末合并枣肉捣如泥，与药末和匀做成小饼，在炭火上炙干服用，每日4克，每日2次。本方适用于小儿消化不良。

小儿多动症

[病症陈述] 小儿多动症是指小儿智力正常或接近正常，以难以控制的动作过多、注意力不集中、情绪不稳、容易冲动，较为任性，并有不同程度学习困难为临床特征的疾病。

【材料准备】柏子仁、茯苓、浮小麦、女贞子、枸杞、龙眼、莲子、天麻、当归、白芍、珍珠母、夜交藤、黄连、甘草、瘦肉、胡萝卜、苹果、牡蛎、生龙骨

【食疗偏方】
【龙眼瘦肉汤】 龙眼10克，莲子10克，天麻4克，瘦肉150克。先将食材洗净，瘦肉切片，一同放入锅内煮汤，至熟即可。
【萝卜苹果汁】 胡萝卜1根，洗净切块；苹果1个，洗净，去皮、去核、切块；共入榨汁机榨汁，每次服用汁液20毫升，一天服完。

【中药偏方】
【小麦当归汤】 柏子仁、茯苓、生龙骨各10克，当归15克，浮小麦20克，黄连3克，甘草1.5克。水煎服，每日1剂，分2次服用。
【枸杞贞子汤】 女贞子15克，枸杞12克，白芍10克，生牡蛎12克（先煎），珍珠母10克（先煎），夜交藤12克。水煎服，每日1剂，分3次服用。

小儿呕吐

[病症陈述] 小儿呕吐是指小儿胃或部分小肠内容物被强制性地经口排出，常伴有恶心，并有强力的腹肌收缩。由于小儿胃肠功能尚未健全，呕吐是常见症状。

【材料准备】莱菔子、莲子、神曲、丁香、竹茹、芦根、鸡内金、炒麦芽、牛奶、糯米、生姜

【食疗偏方】
【萝卜汤】 莱菔子30克，微炒，水煎频服。本方适用于小儿呕吐。
【牛奶姜汁饮】 牛奶100毫升，姜汁5滴，和牛奶混匀服用。
【糯米莲子粥】 莲子50克，糯米150克。糯米洗净，莲子去心，一同放入锅内熬粥即可。本方适用于小儿呕吐。

【中药偏方】
【神曲丁香茶】 神曲15克，丁香4克，洗净后同入药杯中，沸水冲泡，代茶饮。本方适用于小儿呕吐。
【竹茹芦根茶】 竹茹、芦根各30克，生姜3片。水煎汁，代茶饮。
【内金麦芽汤】 鸡内金、炒麦芽各10克，水煎，频饮。

小儿腹泻

[病症陈述] 腹泻是指大便次数增多，每日超过3~5次，多者达10次以上，呈淡黄色，如蛋花汤样，或黄绿稀溏，或色褐而臭，可有少量黏液，或伴有恶心、呕吐、腹痛、发热、口渴等症状。

【材料准备】

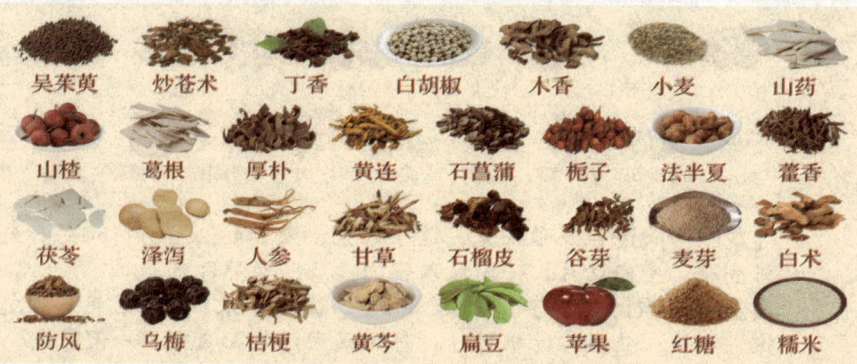

吴茱萸　炒苍术　丁香　白胡椒　木香　小麦　山药
山楂　葛根　厚朴　黄连　石菖蒲　栀子　法半夏　藿香
茯苓　泽泻　人参　甘草　石榴皮　谷芽　麦芽　白术
防风　乌梅　桔梗　黄芩　扁豆　苹果　红糖　糯米

【单方验方】

【单方1】 将干山药适量磨成细粉，用山药粉煮粥，调成咸味。本方适用于小儿腹泻所致的脱水等病症。

【单方2】 石榴皮8克，水煎频服，代茶饮。本方对小儿腹泻、久泻有一定的疗效。

【验方】 吴茱萸、炒苍术各60克，丁香15克，白胡椒、木香各6克。将上述诸药焙干研粉，混合均匀，装瓶密封备用。每次取药粉3克，用热稠米汤或米醋调匀，将调好的药糊温敷于脐部，外加塑料薄膜隔湿，纱布覆盖，胶布固定。每24小时换药1次，连用3天。

【食疗偏方】

【小麦茶】 小麦300克，红糖50克。将小麦放入铁锅中摊匀不翻炒，用文火煎至小麦下半部变黑色，加水800毫升，至沸腾，将红糖放入碗内，取药液冲红糖温服。

【苹果汤】 苹果1个，洗净，连皮切碎，加250毫升水，加食盐少许，煎汤代茶饮。本方适用于伤食型小儿腹泻。

【焦山楂麦芽饮】 山楂30克，炒麦芽30克，红糖15克。先用小火将山楂及麦芽炒至略焦，离火，加少许酒搅拌，再置火炉上炒干，然后加200毫升水，煎煮15分钟，去渣后加入红糖再煮沸，待温后分几次服用。本方适用于伤食型小儿腹泻。

【糯米苍白术粥】 糯米30克，白术12克，苍术6克。先将糯米略炒一下；白术及苍术放水煎汁，去渣取汁，加入糯米煮粥食用即可。

【中药偏方】

【葛根厚朴汤】 黄连5克，厚朴10克，石菖蒲、法半夏、栀子各5克，藿香、茯苓、泽泻、扁豆、葛根各10克，甘草3克。水煎服，每日1剂，分3次服用。本方适用于湿热型小儿腹泻。

【人参白术方】 人参10克，焦白术30克。共为细面，1~3岁小儿每次服0.6克，4~6岁每次服1.5克，每日3次。本方可治小儿腹泻。

【防风乌梅方】 防风5克，乌梅5克，甘草5克，桔梗3克，葛根10克，生山楂肉10克，谷芽10克，麦芽10克，黄芩10克，黄连2克，石榴皮10克。水煎服，每日1剂。本方祛风解表，健脾止泻。

小儿痢疾

[病症陈述] 小儿痢疾是以腹痛、里急后重，排黏液或脓血便为主症的肠道传染病。多发于夏秋季，本病多因外受湿热疫毒之气，内伤饮食生冷，积滞于肠中所致。

【材料准备】

金银花　山楂　赤芍　白芍　甘草　黄连　淡豆豉
车前草　枳壳　防风　黄芪　白头翁　秦皮　高粱
马齿苋　葵花子　绿豆　胡椒　槟榔　鲜姜　木香
败酱草　绿茶　鳝鱼　红糖　红枣　苦瓜　冰糖　黄酒

【单方验方】

【单方1】 马齿苋300克，水煎服，每日1剂，本方适用于小儿痢疾。

【单方2】 鲜姜10克，绿茶10克。加水一碗，煎成浓茶水，饮用。本方调补脾胃，清利湿热。对红、白痢疾有一定的食疗效果。

【验方1】 金银花20克，生山楂30克，赤芍、白芍各10克，生甘草6克。水煎服，每日1剂，每日2次服用。本方适用于湿热型小儿痢疾。

【验方2】 冰糖20克，葵花子50克。将葵花子用开水冲烫后，煮1小时，加冰糖。服汤，每日2或3次，可连续服用。本方能清热利湿，对小儿血痢之腹痛下坠、恶心有一定疗效。

【食疗偏方】

【绿豆胡椒散】 绿豆3粒，胡椒3粒，红枣2枚。先将大红枣洗净，去核，与绿豆、胡椒共捣烂。敷于肚脐上。每次30分钟，本方适用于湿热型小儿痢疾。

【苦瓜汁】 鲜苦瓜适量，将苦瓜洗净榨汁，过滤。每日服1或2次，每次20毫升。本方适用于湿热型小儿痢疾。

【高粱饮】 高粱1根，红糖120克。水煎服。本方适用于小儿痢疾。

【鳝鱼红糖散】 鳝鱼1条，红糖6克（炒），黄酒9克。鳝鱼去肚杂，切碎，以新瓦焙干，和糖研末。温黄酒送服。对痢疾便脓血有效用。

【中药偏方】

【黄连豆豉丸】 黄连15克，槟榔3克，木香3克，淡豆豉30克。研末，制成如小豆大小的丸，每日10丸，本方适用于小儿痢疾。

【车前草茶】 车前草60克，全草煎水，每日一次，本方适用于小儿痢疾。

【黄芪防风散】 枳壳、黄芪、防风各等份。上药为末。每服6克，蜜汤或水饮送下。本方适用于小儿痢疾。

【黄连秦皮散】 白头翁、败酱草、秦皮、黄连各6克，赤芍5克，生甘草4克。将药研为末，并用筛子筛除掉大颗粒，留细末，装瓶密封，每次口服2克，可用糖水送服。本方适用于小儿痢疾。

小儿鹅口疮

[病症陈述] 小儿鹅口疮是指以龈、舌体、两颊、上颚等处出现黄白色溃疡点，大小不等，甚至满口糜烂，疼痛流涎，烦躁，拒食等为症状的炎症。本病是由真菌传染，在黏膜表面形成白色斑膜的疾病，多见于婴幼儿。

【材料准备】银耳、石膏、土茯苓、白鲜皮、栀子、生地、决明子、大青叶、芦根、鲜荷叶、甘草、防风、栀子、冰糖、升麻、木蝴蝶、蝉蜕、玄参、赤芍、牡丹皮、冬瓜

【食疗偏方】
【荷叶冬瓜汤】鲜荷叶1片，冬瓜500克，加水煮汤，另加食盐调味，饮汤食冬瓜。每日1次。本方适用于小儿鹅口疮所致烦躁哭啼、食少等。
【冰糖银耳羹】将银耳12克，加冷开水浸1小时，待银耳泡发后再加冷开水及冰糖适量，放蒸锅内蒸熟，每顿或分顿食用，每日1次。

【中药偏方】
【石膏栀子汤】生石膏30克，土茯苓、白鲜皮各12克，防风、炒栀子、决明子、升麻各6克，木蝴蝶、蝉蜕、甘草各3克。水煎，每日1剂，分4次服。
【生地大青叶方】大青叶、生地、生石膏、芦根各15克，玄参、赤芍、牡丹皮各10克，甘草3克。水煎服，每日1剂，分3次服。

小儿流涎症

[病症陈述] 小儿流涎即流口水，指口中唾液不自觉从口内流溢出的一种病症。一般来讲，1岁以内的婴幼儿因口腔容积小，大多都会流口水。如果到了2岁以后宝贝还在流口水，就可能是异常现象。

【材料准备】白术、益智仁、茯苓、鸡内金、太子参、红枣、薏米、生姜、大米、面粉、白糖

【食疗偏方】
【白术智仁饼】炒白术20克，益智仁20克，大米10克，碎成粉末；鲜生姜50克洗净捣汁，白茯苓20克，白糖50克，白面粉适量。在药末中加入50克白糖和适量白面粉调匀，加姜汁、清水和匀做成饼即可。本方适用于脾气虚寒型小儿流涎。

【中药偏方】
【白术智仁汤】白术、益智仁各15克，红枣20克。水煎，每日1剂。
【智仁内金汤】益智仁、鸡内金各10克，白术6克。水煎服，每日1剂，分3次服用。本方适用于小儿流涎。
【太子参薏米汤】太子参12克，薏米15克，红枣7枚。水煎，每日1剂。

小儿遗尿

[病症陈述] 小儿遗尿表现为不能自主控制排尿，经常睡中小便自遗，醒后方觉，少气懒言，神软乏力，面色苍黄，食欲不振，大便溏薄，常自汗出，舌嫩，苔薄，脉软。中医认为本病为肾气不足、膀胱虚寒所致。

【材料准备】

黄芪　五味子　鹿角霜　蜂房　韭菜子　补骨脂　麻黄　益智仁　乌药
山药　西洋参　茯神　石菖蒲　菟丝子　覆盆子　龟板　白果　白糖
远志　龙骨　桂枝　牡蛎　桑螵蛸　红枣　猪腰　红糖　当归

【单方验方】

【单方1】蜂房焙干研末，加白糖少许，开水冲服，每次服5克，每日2次。本方适用于肾阳不足所致小儿遗尿。

【单方2】大红枣1000克（小红枣加倍），每日20时生吃大红枣8枚，21时准时上床睡觉，食后口渴不饮水。服食期间忌劳累、兴奋，避免感冒，忌辛辣刺激性食物。本方健脾，补心，对小儿神经性遗尿有一定疗效。

【验方1】黄芪10克，五味子6克，鹿角霜4克（冲服）。先将黄芪和五味子煎汁，煎好后用鹿角霜冲服，每日1剂，分2次服用。

【验方2】白果30粒，大红枣10枚。浓煎取汁，睡前服，可加白糖调味。本方对小儿遗尿有一定疗效。

【食疗偏方】

【韭菜子饼】韭菜子15克，面粉适量。将韭菜子研成细粉，和面粉做饼蒸熟服用。本方适用于肾气不足之小儿遗尿。

【故子炖猪腰】白果、补骨脂各20克，猪腰1个。洗净加水共煮熟，去渣服用。本方适用于肝经湿热之小儿遗尿。

【桑蛸散】桑螵蛸3克，红糖适量。桑螵蛸研碎，加入适量红糖，用温水送服。本方适用于下元虚寒所致小儿遗尿。

【中药偏方】

【麻黄智仁汤】炙麻黄、五味子、山药、益智仁各10克。先用适量清水浸泡30分钟，再煎煮30分钟，每剂煎2次，将2次煎出的药液混合。每日1剂，分2次温服。本方适用于小儿遗尿。

【智仁龙骨汤】桑螵蛸、西洋参、茯神、石菖蒲、远志、益智仁、龙骨各10克，当归、龟板各8克，山药12克，乌药6克，水煎服，每日1剂，分3次服用，本方适用于肾气不足所致小儿遗尿。

【二子汤】桑螵蛸、补骨脂、益智仁、覆盆子、菟丝子各10克。水煎服，每日1剂，分3次服用，本方适用于小儿遗尿。

【桑蛸五味子饮】桑螵蛸、炙黄芪、覆盆子各9克，桂枝、五味子各6克，菟丝子、生牡蛎各12克。水煎服，每日1剂，分3次服。

小儿疳积

[病症陈述] 疳积是小儿时期,尤其是1~5岁儿童的一种常见病证,是指由于喂养不当,或由多种疾病的影响,使脾胃受损而导致全身虚弱、消瘦面黄、发枯等慢性病症。

【材料准备】 砂仁、神曲、青皮、陈皮、山楂、鸡内金、黄连、茯苓、海螺蛸、莪术、红花、槟榔、厚朴、广橘、炒白术、枳实、炙甘草、佛手、使君子、瘦肉、鸡蛋、粳米、白糖

【食疗偏方】
【砂仁神曲粥】砂仁、槟榔各3克,厚朴、枳实、神曲、青皮、陈皮各3克,莪术2克,粳米100克。先将中药煎汁,煎2次,备用;粳米洗净与药汁共入锅煮粥。本方适用于伤食所致小儿疳积。
【山楂炒猪肉】山楂30克,猪肉100克,鸡蛋1个。炒食。

【中药偏方】
【神曲白术汤】黄连、广木香、炙甘草各3克,神曲、炒白术各9克,青皮、陈皮、佛手各5克。水煎服,加入白糖冲服,每日1剂,分2次服。
【内金茯苓丸】茯苓、海螺蛸、鸡内金各100克,莪术80克,红花、槟榔各50克,使君子10克。共研末,炼蜜为丸(5克),每天服3次,每次1颗。

小儿黄疸

[病症陈述] 皮肤、眼睛巩膜的黄染称作"黄疸"。胆红素是人体内红细胞衰老死亡后的产物,如果胆红素过多,超过了肝脏的处理能力,肝细胞对胆红素的处理能力下降,胆红素不能排出体外,引起黄疸。

【材料准备】 玉米须、薏米、益母草、当归、川芎、金钱草、粳米、栀子、蘑菇、番薯、芦笋、白芍、木香、茵陈、甘草

【食疗偏方】
【蘑菇番薯汤】鲜蘑菇100克,番薯200克,煮汤食用。
【芦笋薏米粥】芦笋50克,玉米须200克,薏米50克,粳米50克。先将鲜芦笋、玉米须洗净,与薏米、粳米同放入砂锅,大火煮沸后,改用小火煨煮30分钟,粥黏稠即成。分2次服用。

【中药偏方】
【益母草当归丸】益母草500克,当归250克,川芎150克,白芍240克,木香12克。将药研细末,炼蜜为丸,每丸9克,每日2次,每次1颗。
【金钱栀子饮】金钱草15克,栀子6克,茵陈9克,甘草3克。水煎服,每日1剂。本方适用于新生儿黄疸。

小儿惊风

[病症陈述] 惊风是小儿时期常见的一种急重病症,以临床出现抽搐、昏迷为主要特征。又称"惊厥",俗名"抽风"。其中伴有发热者,多为感染性疾病所致;不伴有发热者,多为非感染性疾病所致。

【材料准备】

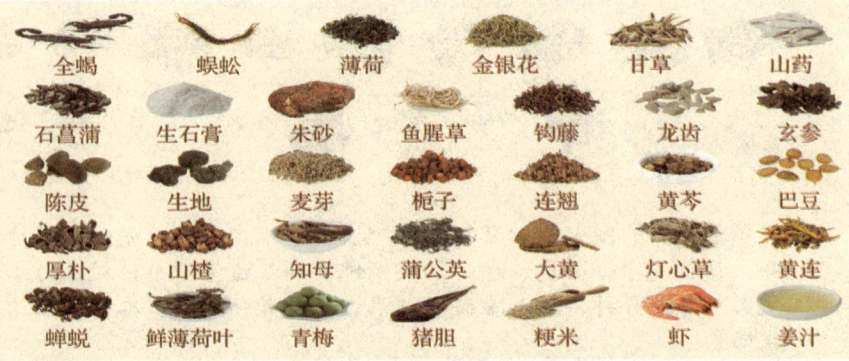

全蝎　蜈蚣　薄荷　金银花　甘草　山药
石菖蒲　生石膏　朱砂　鱼腥草　钩藤　龙齿　玄参
陈皮　生地　麦芽　栀子　连翘　黄芩　巴豆
厚朴　山楂　知母　蒲公英　大黄　灯心草　黄连
蝉蜕　鲜薄荷叶　青梅　猪胆　粳米　虾　姜汁

【单方验方】

【单方1】鲜薄荷叶20片。将药浸泡于热水中数分钟备用,取药液待水温适中时,洗擦患儿。本方适用于急性小儿惊风。

【单方2】青梅2500克,取青梅洗净,去核,捣烂绞汁,过滤后放于日光下晒稠,即为青梅浸膏。每次服0.8克,与白糖水调匀服之,2~3天即愈。本方能清凉解热,止渴生津。

【验方】全蝎3克,蜈蚣3克。将药炒枯研细末,每次0.6克,用薄荷6克煎汤送服,每日2次。本方适用于小儿急性惊风。

【食疗偏方】

【银花猪胆饮】金银花9克,猪胆3克,甘草3克,水煎服,去渣留汁,每日1剂。本方适用于小儿惊风。

【山药对虾粥】将50克粳米洗净,30克山药去皮,洗净切块。对虾2只,洗净切两半备用。锅内加水,投入粳米,烧开后加入山药,用文火煮成粥,待粥将熟时,放入对虾,加入食盐和味精即可。

【中药偏方】

【菖蒲饮】适量石菖蒲捣烂,过滤取汁,取2小匙,加老姜汁液调匀灌服。本方适用于小儿痰热型惊风。

【石膏朱砂散】生石膏50克,朱砂23克,巴豆2克。共研细末,每次0.3克,温水送服,每日3次,本方适用于小儿惊厥。

【鱼腥草钩藤饮】鱼腥草30克,钩藤10克,水煎服,每日1剂,分2次服用。本方适用于小儿惊风。

【钩藤麦芽饮】钩藤6克,龙齿、薄荷各4克,厚朴、陈皮各3克,焦山楂、麦芽各10克,黄芩、栀子、连翘各5克,甘草3克。水煎服,每日1剂,分3次服用,并送服小儿牛黄散每次1克。本方适用于小儿惊风。

【玄参地黄汤】玄参5克,生地10克,知母5克,黄连2克,金银花10克,蒲公英10克,蝉蜕2克,石膏15克,连翘5克,灯心草1.5克,大黄1克。以上药材,用水煎服,每日1剂,分3次服,连服3剂。服药后如病愈,不必尽剂;未愈,再服2剂,每日1剂。本方能清热止惊。

小儿夜啼

[病症陈述] 婴儿白天能安静入睡，入夜则啼哭不安，时哭时止，或每夜定时啼哭，甚则通宵达旦。中医认为，小儿夜啼常因脾寒、心热、惊骇、食积而发病。脾胃虚寒证见面色青白，四肢欠温，喜伏卧，腹部发凉。

【材料准备】

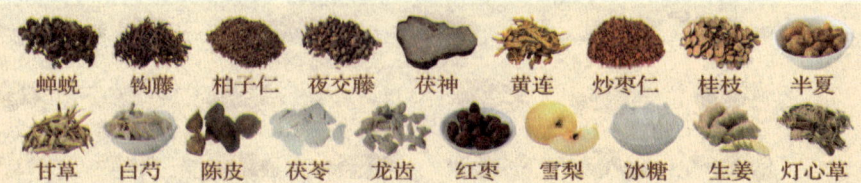

蝉蜕　钩藤　柏子仁　夜交藤　茯神　黄连　炒枣仁　桂枝　半夏
甘草　白芍　陈皮　茯苓　龙齿　红枣　雪梨　冰糖　生姜　灯心草

【食疗偏方】

【雪梨炖灯心草】灯心草3克，雪梨1个，冰糖10克。先灯心草冲洗干净；雪梨洗净，去皮、核，切块，锅内加入适量清水，放入灯心草，文火煎沸20分钟，加入雪梨块、冰糖，再煮沸即成。本方适用于小儿夜啼。

【中药偏方】

【蝉蜕钩藤汤】蝉蜕5克，钩藤6克，柏子仁6克，夜交藤3克，茯神5克，黄连3克，甘草5克，酸枣仁10克。水煎服，每日1剂，分2次服。
【茯苓龙齿汤】桂枝、甘草各3克，白芍、钩藤各6克，陈皮6克，半夏、茯苓各9克，龙齿15克，生姜2片，红枣3枚。水煎服，分2次服。

小儿发热

[病症陈述] 由于致热原的作用而引起的调节性体温升高（超过0.5℃）称为发热。小儿发热以夜热早凉，或夜间发热为甚，午后潮热，手足心热，骨蒸发热，常伴有消瘦、神疲乏力、纳呆厌食、烦躁、舌红少苔症状。

【材料准备】

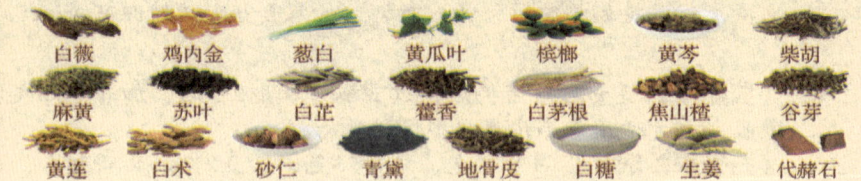

白薇　鸡内金　葱白　黄瓜叶　槟榔　黄芩　柴胡
麻黄　苏叶　白芷　藿香　白茅根　焦山楂　谷芽
黄连　白术　砂仁　青黛　地骨皮　白糖　生姜　代赭石

【食疗偏方】

【麻黄苏叶散】麻黄、苏叶、葱白、白芷、生姜各等量，麻黄、苏叶、白芷研粉，葱白捣泥，生姜绞汁，共搅匀敷脐，每次5克，每日1次。
【黄瓜叶粉】鲜黄瓜叶1000克洗净，水煎1小时去渣，取汁液煎至浓缩，拌入500克白糖混匀晒干，压碎装瓶。每次10克，开水冲服。

【中药偏方】

【山楂柴胡汤】焦山楂15克，谷芽、鸡内金、槟榔、黄芩、黄连各6克，白术5克，砂仁3克，柴胡、代赭石各10克。水煎服，每日1剂，分3次服。
【茅根藿香汤】青黛3克，藿香10克，白茅根10克，白薇10克，地骨皮10克。水煎服，每日1剂，分2次服用。本方适用于小儿发热。

小儿麻疹

[病症陈述] 麻疹病初起似感冒，发热、流涕、咳嗽、打喷嚏等，同时还有两眼发红、畏光。2~3天后口腔内两颊可出现小白点，周围有红晕，3~5天后皮疹首先从耳后出现，逐渐由脖子发展到颜面、胸背、四肢。

【材料准备】

麻黄　当归　黄芪　防风　苦参　蛇床子　白鲜皮　葱
威灵仙　地肤子　白芍　熟地　川芎　党参　炙甘草　芫荽
甘草　大黄　白矾　白及　白术　大枣　艾叶　花椒
黄芩　陈皮　香附　细辛　香菇　猪肉　芋头　茯苓
猪排骨　冬瓜　芥菜　红苋菜　大米　荆芥　香菜

【单方验方】

【单方1】麻黄10克，水煎服，每日1次，本方适用于小儿麻疹。

【单方2】红苋菜20克，水煎服，每日2次。

【验方1】香菇100克，猪肉100克，大米150克。将水发香菇切成丝，猪瘦肉切成末，与洗净的大米入锅煮熟，做饭、煮汤均可。

【验方2】香菜15克，生葱（连须）3~5根。共放锅内加水适量煎煮，取液300毫升左右。趁热1次服完。每日1剂，连服3~5天。1岁以下小儿药量酌减。

【验方3】香菜50克，葱须20克，生甘草10克。煎汤洗身，每日1次。

【食疗偏方】

【芋头煲猪排骨】芋头50克，猪排骨100克，将芋头洗净切块，猪排骨洗净切块，同放砂锅中加水适量文火煲熟，每日2次。本方适用于小儿麻疹。

【冬瓜芥菜汤】冬瓜200克，芥菜30克，芫荽5株。水煎，熟时加适量红糖调匀即可。本方适用于小儿麻疹。

【归芪防风猪瘦肉汤】当归20克，黄芪20克，防风10克，猪瘦肉60克，将前3味中药用干净纱布包裹，与猪瘦肉一起炖熟即可。本方适用于小儿麻疹。

【中药偏方】

【苦参白及汤】苦参、蛇床子、白鲜皮、威灵仙、地肤子各30克，大黄、白矾(布包)、白及各20克，花椒10克。水煎外洗患处，每日1剂，每日2次。本方适用于小儿麻疹。

【当归黄芪汤】当归10克，白芍10克，熟地5克，川芎4克，党参10克，白术12克，茯苓12克，黄芪10克，炙甘草4克，防风9克，蛇床子4克，大枣4枚。水煎服，每日1剂，分2次服用。本方适用于小儿麻疹。

【当归黄芪艾叶方】当归20克，黄芪30克，艾叶10克，大枣10枚，香附15克，荆芥20克，麻黄10克，细辛5克，黄芩20克，陈皮20克，党参25克。日服3次，每次约200毫升。此为成人量，儿童酌减。

小儿风疹

[病症陈述] 风疹是由风疹病毒引起的急性上呼吸道传染病。感染后一般有7~14天的潜伏期，然后出现前驱症状，高热，口渴，心烦不宁，前驱症状出现1~4天后出现皮疹，疹色鲜红或紫暗。

【材料准备】

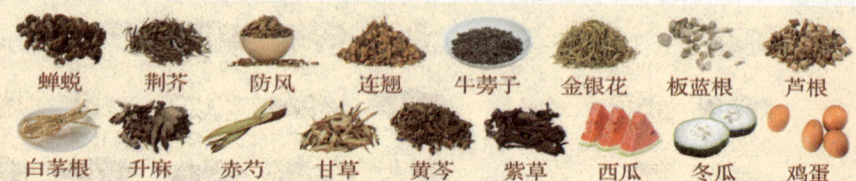

蝉蜕　荆芥　防风　连翘　牛蒡子　金银花　板蓝根　芦根
白茅根　升麻　赤芍　甘草　黄芩　紫草　西瓜　冬瓜　鸡蛋

【食疗偏方】

【西瓜汁】西瓜适量，去皮去核，榨汁服用。本方适用于小儿风疹。
【冬瓜鸡蛋汤】冬瓜200克，去皮洗净切片；鸡蛋2个，打散后加盐调匀。先将冬瓜煮熟，再倒入鸡蛋，一起煮，成汤即可。本方适用于风热型小儿风疹。

【中药偏方】

【蝉蜕荆芥汤】蝉蜕6克，荆芥6克，防风6克，连翘6克，牛蒡子6克，升麻5克，赤芍5克，甘草5克。水煎服，每日1剂，分2次服用。
【银花连翘汤】金银花、连翘、板蓝根、紫草、白茅根、芦根各10克，赤芍6克，黄芩5克，生甘草4克。水煎服，每日1剂，分2次服。

小儿水痘

[病症陈述] 水痘分轻症和重症，轻症痘形小而稀疏，色红润，疱内浆液清亮，或伴有轻度发热、咳嗽、流涕等症状；重症水痘邪毒较重，痘形大而稠密，色赤紫，疱浆较浑，伴有高热、烦躁等症状。

【材料准备】

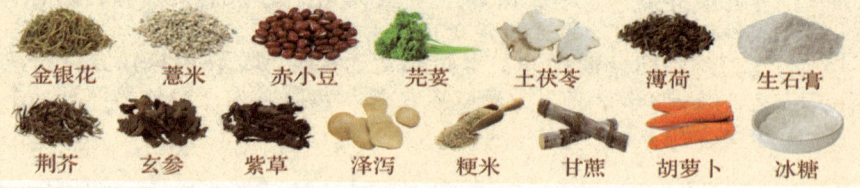

金银花　薏米　赤小豆　芫荽　土茯苓　薄荷　生石膏
荆芥　玄参　紫草　泽泻　粳米　甘蔗　胡萝卜　冰糖

【食疗偏方】

【金银花甘蔗茶】金银花10克，甘蔗汁100毫升。金银花水煎至100毫升，兑入甘蔗汁代茶饮，可频频服之。本方适用于小儿水痘。
【胡萝卜芫荽粥】胡萝卜、芫荽各60克，洗净切碎，加入10克洗净粳米，加水煮粥，加冰糖后服用。每日1剂，分3次服。

【中药偏方】

【薄荷荆芥汤】生石膏、金银花各30克，紫草、玄参、泽泻各15克，薄荷9克，荆芥6克。水煎服，每日1剂，分3次服用。
【苡薏茯苓汤】薏米20克，赤小豆、土茯苓各30克，共入锅，加水煮至豆烂，拌入冰糖。每日1剂，分3次服用。本方适用于小儿水痘。

第5章
女性易患疾病奇效偏方速查

妇科疾病是女性一生中比较易发、好发的疾病，也最为女性所关注。导致妇科疾病的病因是多种多样的，如七情、六欲、饮食、劳逸、房室、外伤等，只有全面、正确地把好妇科众病的关，才能真正活出女人的风采。本章介绍了32种常见的女性疾病，如经前乳房胀痛、经前紧张、月经过多或过少、带下过多或过少、月经不调、痛经、闭经、子宫疾病、阴道疾病、盆腔炎、乳腺疾病等。针对每种疾病，分别列举了一些治疗小偏方，让女性在面对妇科疾病时不再手忙脚乱！

经前乳房胀痛

[病症陈述] 女人在经期前出现的乳房胀痛现象就是经前乳房胀痛，主要表现为乳房胀满、压痛、发硬，重者乳房受轻度震动或撞击则会胀痛难忍。该病由经前体内激素水平增高、乳腺增生、乳房间组织水肿所致。

【材料准备】

山楂　当归　郁金　柴胡　川芎　路路通　丝瓜络　甘草
生麦芽　玫瑰花　益母草　陈皮　决明子　薄荷叶　青皮　桃仁
王不留行　香附　乳香　生姜　泥鳅　豆腐　鳙鱼头　红枣

【单方验方】

【单方】生麦芽200克，放入砂锅，加水300毫升，煮沸后文火煎煮20分钟，滤出药液，再加水200毫升，沸后再煮10分钟，滤出的药液与第1次药液混合即可，早晚分服。本方适用于经前乳房胀痛。

【验方1】山楂15克，当归15克，郁金15克，柴胡15克，川芎10克，路路通10克，丝瓜络10克，甘草5克。水煎服，每日1剂，分2次服用。本方适用于肝郁气结型经期乳房胀痛。

【验方2】6克玫瑰花，取花瓣洗净控干，半个金橘饼切碎，同放杯中，开水冲泡，加盖闷15分钟即成。当茶频饮，可冲泡3~5次，当日饮完。本方能理气止痛，对经前期乳房胀痛、喜叹易怒有一定疗效。

【食疗偏方】

【豆腐泥鳅汤】泥鳅300克，豆腐200克，香附10克，红枣15克。将泥鳅处理干净，备用；豆腐切小块，红枣洗净，香附洗净，煎汁备用。锅上火倒入高汤，加入泥鳅、豆腐、红枣至煮熟，倒入香附药汁，煮开后，调入盐、味精即可。本方理气化瘀，适用于经前乳房胀痛。

【当归川芎鱼头汤】鳙鱼头1个，处理干净，起油锅，下鱼头煎至微黄，取出备用；生姜洗净。把鱼头、当归15克、川芎10克、生姜适量一起放入炖锅内，加适量开水，炖熟调味即可。

【玫瑰花益母茶】玫瑰花7朵，益母草10克。分别洗净，入锅加水煎汁泡茶饮用。本方可畅通气血，适用于经前乳房胀痛。

【中药偏方】

【本草瘦身茶】玫瑰花10克，陈皮、甘草各5克，决明子3克，山楂、薄荷叶各适量。分别洗净，共放入杯中，用开水冲泡，加盖闷15分钟即可饮用。本方能活血解郁，适用于经前乳房胀痛。

【青皮桃仁散】路路通、青皮、丝瓜络、王不留行、桃仁各20克，乳香、川芎各10克。将上述药物研成细粉，装入布袋，用细线密缝封口。将制好的布袋放入微波炉中加热2分钟，使药包温度控制在45℃左右，患者取平卧位，将布袋外敷于乳房上20分钟，每日2次。本方适用于经期乳房胀痛。

经前紧张症

[病症陈述] 经前紧张症又称为"经前期紧张综合征",是指在月经前7~14天反复出现一系列精神、行为及体质等方面的症状,如出现疲劳乏力、急躁、抑郁、焦虑、忧伤、过度敏感、猜疑、情绪不稳等精神方面的症状。

【材料准备】南瓜、百合、当归、柴胡、白芍、远志、炒枣仁、大枣、甘草、山楂、黄芩、绿茶、龙眼、白糖、蜂蜜

【食疗偏方】
【百合炖南瓜】250克南瓜洗净,切两半;250克百合洗净削去黄尖,加白糖拌匀,放入南瓜中盛盘,入锅蒸熟,淋上15克蜂蜜即可。
【山楂绿茶饮】山楂25克,洗净,绿茶2克,共放入锅中,加水煮沸去渣即可饮用。本方适用于经前紧张症。

【中药偏方】
【柴胡白芍汤】当归20克,柴胡、白芍各15克,酸枣仁10克,黄芩3克,甘草6克。水煎服,每日1剂,本方适用于肝郁气滞型经前紧张症。
【当归远志汤】当归20克,远志10克,酸枣仁10克,龙眼10克,大枣5克,甘草3克。水煎服,每日1剂。本方可治心脾两虚型经前紧张。

月经先期

[病症陈述] 月经先期是常见的妇科症状之一,指的是月经周期提前7天以上,甚至十余日一行者,称为"月经先期"。如仅提前三五天,且无其他明显症状者,属正常范围。中医认为本病的发生由气虚及血热所致。

【材料准备】人参、黄芩、茯苓、天冬、麦冬、升麻、栀子、白芍、泽泻、大黄、大枣、大米、红糖、乌鸡

【食疗偏方】
【人参大枣粥】人参6克,大枣15枚,大米30克。枣去核,与另二味同煮为粥,每日1剂。本方适用于由于气虚所致的月经先期者。
【人参乌鸡汤】人参10克,乌鸡1只。人参浸软切片,装入鸡腹,放入砂锅内,加盐,隔水炖煮至鸡烂熟,食肉饮汤,每日2次。

【中药偏方】
【黄芩栀子汤】黄芩、栀子各10克,麦冬、白芍各12克,茯苓15克,泽泻9克,大黄、升麻各1克。水煎服,于月经干净后第5天开始服药,若服药期间月经来潮,应即停服。本方适用于月经先期者。
【天冬饮】50克天冬加水煎汁,去渣后加适量红糖烧沸。日温服1次。

月经后期

[病症陈述] 月经后期指月经周期延后七天以上，甚或四五十日一至。如在初潮后一二年或更年期，经期时有延后，并无其他征候者，是正常生理现象，不属本病。中医认为本病的发生有虚有实。

【材料准备】

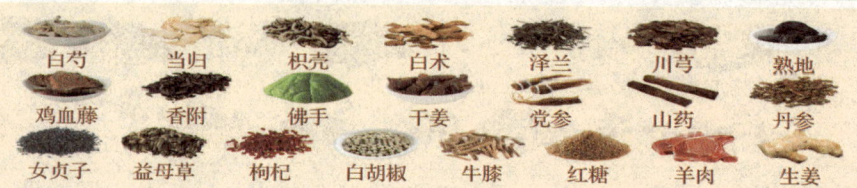

白芍　当归　枳壳　白术　泽兰　川芎　熟地
鸡血藤　香附　佛手　干姜　党参　山药　丹参
女贞子　益母草　枸杞　白胡椒　牛膝　红糖　羊肉　生姜

【食疗偏方】

【羊肉汤】干姜30克，羊肉150克。羊肉切块，与干姜共炖至肉烂，调入盐、葱花、花椒面、味精，食肉饮汤。本方适用于月经后期者。

【生姜胡椒饮】生姜10克，洗净切片；白胡椒5克，打碎；红糖3匙；所有材料倒入锅内，水煎，去渣留汤。本方适用于月经后期者。

【中药偏方】

【党参山药汤】党参、白芍、女贞子、益母草、枸杞各12克，牛膝、当归、枳壳、白术、泽兰各10克，熟地、山药、丹参各15克。水煎服。

【鸡血藤香附汤】鸡血藤30克，香附、佛手、川芎各12克。以上药材分别洗净，入锅，加水煎熬，温服，每日1剂。

月经先后无定期

[病症陈述] 月经不按正常周期来潮，时或提前，时或延后，在7天以上，且连续三个月经周期者，称为"月经先后无定期"。亦称"经水先后无定期"、"经乱"等。如仅提前或错后3～5天，不作本病论。

【材料准备】

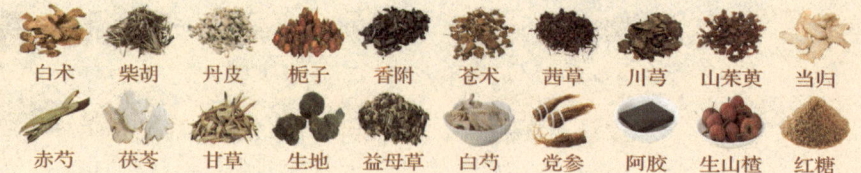

白术　柴胡　丹皮　栀子　香附　苍术　茜草　川芎　山茱萸　当归
赤芍　茯苓　甘草　生地　益母草　白芍　党参　阿胶　生山楂　红糖

【食疗偏方】

【山楂红糖饮】生山楂50克，洗净后放入锅内，加入适量清水，大火煮沸，转小火续煮30分钟，去渣取汁液，趁热时加入30克红糖，调匀后热饮，可频服。本方适用于女子月经紊乱者，一般需在月经前3~5天服用。

【中药偏方】

【当归柴胡饮】当归、赤芍、茯苓各12克，白术、柴胡、丹皮、栀子、香附各9克，苍术10克，益母草15克，甘草6克。水煎服，每日1剂，分3次服。

【党参生地饮】生地12克，茜草10克，益母草20克，白芍9克，川芎、山茱萸各6克，党参15克，阿胶10克。水煎服，每日1剂，分3次服。

月经过多

[病症陈述] 月经过多指月经期,经量过多,月经持久不止甚则崩漏等。临床上以出血时间与基础体温(BBT)曲线对照,将有排卵型功能失调性子宫出血分为月经量多与经间出血两类。

【材料准备】 小茴香、干姜、五灵脂、没药、蒲黄、肉桂、白芍、炒栀子、黄柏、白薇、人参、当归、赤芍、延胡索、生地、丹皮、白头翁、川芎、升麻、红糖、粳米、小麦仁

【食疗偏方】

【人参升麻粥】 人参10克,升麻3克,共加水煎汁,留汁去渣;将30克粳米洗净,与药汁一同倒入锅中煮粥即可,每日1剂。

【麦仁饮】 小麦仁150克,淘净入锅加水焖煮。适量红糖置另锅内,加水熬成糖汁,浇在麦仁上即可。本方适用于月经过多者。

【中药偏方】

【当归赤芍汤】 炒小茴香、炒干姜各3克,延胡索、五灵脂各6克,没药、川芎各5克,生蒲黄9克,肉桂5克,赤芍9克。水煎服,每日1剂,分2次服。

【生地丹皮饮】 生地20克,当归、白芍各10克,丹皮12克,炒栀子10克,白头翁各10克,黄柏、白薇各5克。水煎服,每日1剂,分2次服。

月经过少

[病症陈述] 月经周期正常,而月经量明显减少,少于20毫升,或月经期缩短不足两天,月经量少于正常,连续出现两个月经期以上者,医学上称为月经过少。月经过少常与月经后期并见,常伴体重增加。

【材料准备】 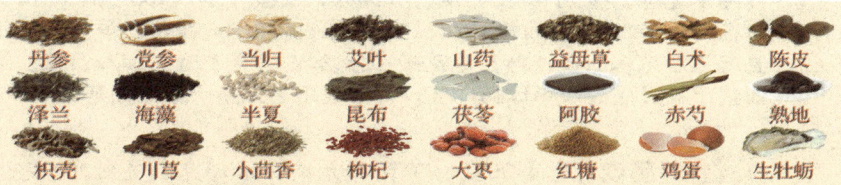 丹参、党参、当归、艾叶、山药、益母草、白术、陈皮、泽兰、海藻、半夏、昆布、茯苓、阿胶、赤芍、熟地、枳壳、川芎、小茴香、枸杞、大枣、红糖、鸡蛋、生牡蛎

【食疗偏方】

【当归鸡蛋汤】 当归9克,鸡蛋2个,红糖50克。当归煎水取汁后,打入鸡蛋煮熟,放入红糖调匀即可。经期后服用。

【山药大枣汤】 山药80克,枸杞15克,大枣20枚。水煎取汁,每日1剂。本方适用于血虚所致月经过少者。

【中药偏方】

【党参茯苓汤】 党参、生牡蛎各15克,白术、陈皮、泽兰、海藻各9克,半夏、昆布各10克,茯苓、丹参各12克。水煎服,每日1剂,分3次服。

【当归益母草汤】 阿胶、艾叶、当归、赤芍、熟地、枳壳各10克,川芎、小茴香各9克,益母草30克。水煎服,每日1剂,分3次服用。

经期延长

[病症陈述] 经期延长指月经周期虽然基本正常，但行经时间超过7天以上，甚或淋漓半月方净者。中医认为本病的发生有实有虚，实者多因瘀血阻滞冲任，新血不得归经；虚者多由阴虚内热，扰动血海以致经期延长。

【材料准备】

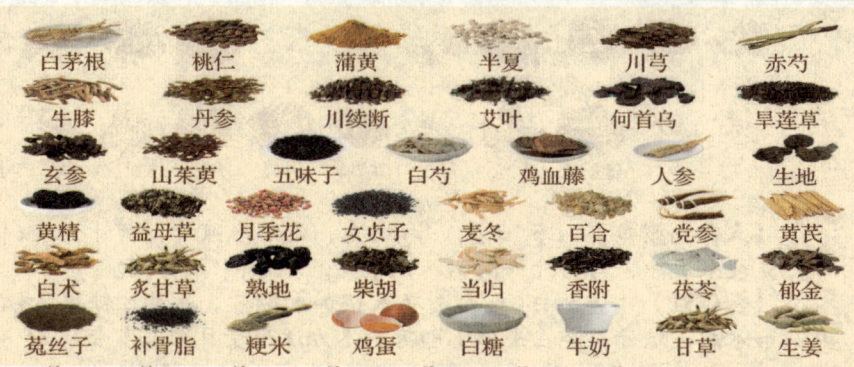

白茅根　桃仁　蒲黄　半夏　川芎　赤芍
牛膝　丹参　川续断　艾叶　何首乌　旱莲草
玄参　山茱萸　五味子　白芍　鸡血藤　人参　生地
黄精　益母草　月季花　女贞子　麦冬　百合　党参　黄芪
白术　炙甘草　熟地　柴胡　当归　香附　茯苓　郁金
菟丝子　补骨脂　粳米　鸡蛋　白糖　牛奶　甘草　生姜

【单方验方】

【单方】 益母草50克，煎水留汁，代茶饮，可长期饮用。本方适用于血瘀所致经期延长者。

【验方1】 麦冬、百合各15克，白茅根12克。分别洗净，共入锅，加适量清水，大火煮沸，转小火续煮20分钟，去渣留汁，代茶饮，可长期饮用。本方适用于阴虚内热所致经期延长者。

【验方2】 桃仁4.5克，生地4.5克，人参4.5克，甘草4.5克，蒲黄4.5克，半夏4.5克，当归4.5克，川芎4.5克，赤芍4.5克，牛膝4.5克，丹参4.5克，生姜3片。水煎服，每日1剂，日服2次。

【食疗偏方】

【生地黄精粥】 生地、黄精、粳米各30克。生地、黄精水煎、去渣、取汁后备用，粳米洗净，和药汁一同入锅同煮为粥即可。本方适用于阴虚内热所致经期延长者。

【月季花酥】 将3个鸡蛋的清、黄分开，蛋黄中加入100克糖、200毫升牛奶搅匀，拌入400克面粉、油、盐、发酵粉轻搅成面浆，蛋白用筷子搅打至起泡后兑入面浆；鲜月季花瓣100克加糖渍半小时，加入面浆；汤勺舀面浆于五成热的油中炸酥即可。本方适用于血瘀所致经期延长者。

【中药偏方】

【党参黄芪饮】 党参20克，黄芪20克，白术15克，炙甘草6克，熟地20克，川续断15克，补骨脂15克，菟丝子20克，艾叶10克，何首乌30克，当归12克。水煎服，每日1剂，分2次服用。本方适用于脾肾气虚型经期延长。

【熟地玄参汤】 女贞子15克，旱莲草18克，熟地20克，白芍15克，玄参15克，麦冬15克，山茱萸12克，菟丝子15克，五味子9克。水煎服，每日1剂，分2次服用。本方适用于肝肾阴虚型经期延长。

【熟地茯苓汤】 当归15克，熟地30克，白芍12克，黄芪15克，茯苓、黄精、何首乌各20克，鸡血藤30克。水煎服，每日1剂，分2次服用。本方适用于气血虚型经期延长。

【柴胡茯苓汤】 柴胡、当归、香附、郁金各12克，白芍、茯苓各15克，白术9克，炙甘草6克。水煎服，每日1剂，分2次服。

经间期出血

[病症陈述] 经间期出血是指在月经中期，由于雌激素水平短暂下降，使子宫内膜失去激素的支持，从而出现部分子宫内膜脱落，引起有规律性的阴道出血。

【材料准备】

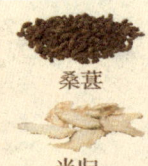 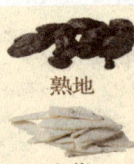 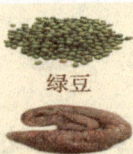 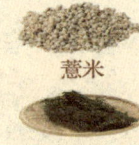 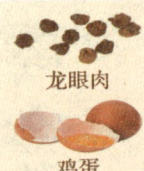

桑葚　熟地　绿豆　薏米　龙眼肉
当归　山药　猪大肠　紫菜　鸡蛋

【食疗偏方】

【绿豆薏米炖大肠】猪大肠250克洗净；50克绿豆、30克薏米洗净，装入肠内加水少量，两端扎紧，入瓦罐内加水煮熟烂服。每日1剂，连服8天。

【紫菜炖鸡蛋】干紫菜100克洗，净泡发，与4个鸡蛋同加水煎，蛋熟后去壳再煮至蛋变黑。每次吃1个蛋，每日2次。

【中药偏方】

【桑葚龙眼汤】鲜桑葚60克，龙眼肉15克。共入锅，加水煮至熟烂即可食用，每日2剂。本方适用于经间期出血引起的贫血。

【熟地山药汤】熟地50克，山药30克，当归20克。水煎服，每日1剂，分2次服。本方适用于经间期出血引起的贫血。

带下过多

[病症陈述] "带下"俗称白带带下，当带下量明显增多，并且色、质和气味异常，伴全身或局部症状者，称为带下过多。中医认为本病主要由于湿邪影响任、带二脉，以致带脉失约、任脉不应所形成。

【材料准备】

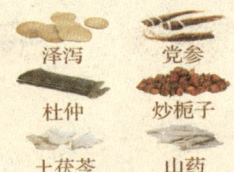 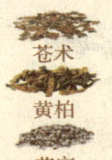 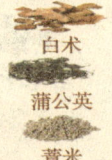 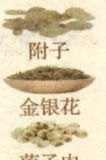 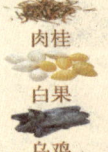 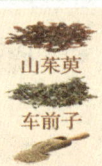

泽泻　党参　苍术　白术　附子　肉桂　山茱萸
杜仲　炒栀子　黄柏　蒲公英　金银花　白果　车前子
土茯苓　山药　芡实　薏米　莲子肉　乌鸡　粳米

【食疗偏方】

【乌鸡莲子粥】乌鸡1只，处理干净；白果6克，莲子肉15克，薏米15克，粳米50克，备用；先将白果、莲子肉研成细粉，纳入鸡膛，再加入米、水，慢火炖煮，食肉喝粥，每日1次。建议连续服用3~5天。本方适用于脾虚型带下过多者。

【中药偏方】

【车前杜仲汤】车前子、土茯苓各30克，泽泻、党参、杜仲各15克，苍术、白术各10克，山茱萸12克，附子、肉桂各6克。水煎服，每日1剂。

【山药芡实汤】炒栀子、黄柏各10克，蒲公英、金银花各15克，山药、芡实各20克。水煎服，每日1剂，分3次服。本方适用于湿热所致带下过多者。

带下过少

[病症陈述] "带下",俗称白带带下,色白无臭味,这是正常的生理现象。当带下量不多,但色黄或赤或青绿。质稠浊或稀如水,气味腥秽或恶臭,称为带下过少。

【材料准备】

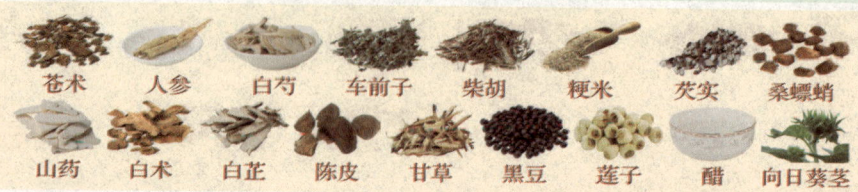

苍术　人参　白芍　车前子　柴胡　粳米　芡实　桑螵蛸
山药　白术　白芷　陈皮　甘草　黑豆　莲子　醋　向日葵茎

【食疗偏方】

【葵茎汁】 向日葵茎30克。煎水,去渣留汁,频服,可长期服用,本方适用于带下过少者。

【山药莲子粥】 莲子20克去心,黑豆30克,泡发好,山药30克,煎水去渣留汁备用,粳米30克,淘洗好后将药汁、黑豆、莲子共入锅煮粥。

【中药偏方】

【桑蛸散】 芡实、桑螵蛸各30克,白芷20克。共研成细末,装瓶备用。每次取适量用醋调为糊,敷肚脐,用纱布固定。每日换药1次。

【白芍山药汤】 白术、苍术、陈皮、柴胡、甘草、车前子各10克,山药12克,人参5克,白芍20克。水煎服,每日1剂,分3次服用。

乳房下垂

[病症陈述] 乳头的水平位置低于乳房下皱襞之下即是乳房下垂。哺乳、年龄增长与过度减肥是造成乳房下垂的主要原因。同时,胸罩尺码不符、睡眠姿势不规范等外部因素,在一定程度上也会导致乳房下垂。

【材料准备】

枸杞　龙眼　黑木耳　红枣　木瓜
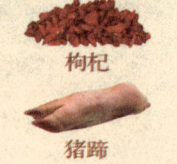 猪蹄　牛奶　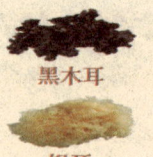银耳　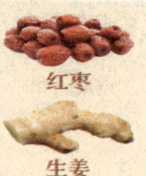生姜

【食疗偏方】

【黑木耳红枣猪蹄汤】 猪蹄300克,处理干净,氽水;黑木耳20克,洗净泡发;红枣10枚。瓦煲中加水煮沸,放入所有食材煮成汤,加盐调味即可。

【木瓜煲猪蹄】 木瓜1个去籽去皮,切块;猪蹄350克,处理干净后剁块氽水。所有材料共入煲内,加生姜、加水煲熟,加盐调味即可。

【中药偏方】

【龙眼红枣汤】 龙眼15克,红枣8克,洗净后入锅,水煎,煮熟后喝汤食用红枣。每日1次。本方适用于气血不足所致乳房下垂者。

【银耳枸杞方】 银耳20克,枸杞30克,分别泡发后洗净;入锅中加入适量清水,煮熟后即可食用。

月经不调

[病症陈述] 月经不调是一种常见的妇科疾病，表现为月经周期或出血量的异常，或是月经前、经期时的腹痛及全身症状。月经不调在于气血失于调节而导致血海蓄溢失常，多由肝气郁滞或者肾气虚衰所致。

【材料准备】

苏木、吴茱萸、肉桂、淫羊藿、巴戟天、当归、川芎、炒白芍、熟地、续断、香附、乌药、炙甘草、丹参、炒白术、茯苓、荔枝核、补骨脂、菟丝子、蛇床子、藕节、豆腐、鸡蛋、羊肉、白酒、米醋、牡丹花、黄酒、牛奶、白面、白糖、生姜、黑豆、红糖、小苏打、麻油

【单方验方】

【单方1】 米醋200克，豆腐250克。将豆腐切成小块，用醋煮，以文火煨炖为好，煮熟。饭前食用。本方适用于血瘀所致月经不调者。

【单方2】 藕节500克，白酒适量。将藕节焙干研末。每日3次，1次3克，用白酒送服。本方对月经不调有一定的疗效。

【验方】 当归9克，川芎5克，炒白芍6克，熟地9克，续断9克，香附9克，乌药6克，炙甘草3克，丹参9克，炒白术9克，茯苓9克。以上药材，分别洗净，共入锅，加入适量清水，煎服，每日1剂，分2次服用。本方适用于肝肾虚弱所致月经不调者。

【食疗偏方】

【牡丹鸡蛋饼】 牡丹花2朵，鸡蛋5个，牛奶250克，白面200克，白糖150克，小苏打少许。牡丹花洗净，将花瓣切成丝，鸡蛋打花，同牛奶、白面、白糖、小苏打混拌在一起，搅匀。倒一半在开了锅的湿屉布上，摊平，上面撒匀牡丹花丝，然后再倒入余下的一半混合料，摊平，煮熟取出，扣在案板上，撒牡丹花丝即成。

【豆腐炖羊肉】 豆腐2块，羊肉50克，生姜25克。将食材洗净，一同放入锅内，煮熟即可。本方适用于脾胃虚寒所致月经不调者。

【黑豆苏木汤】 黑豆50克，苏木20克，红糖少许。黑豆炒熟研末，与苏木加水共煎，取汁去渣，加红糖调服。本方适用于月经不调者。

【鸡蛋红糖水】 鸡蛋2个，红糖100克。红糖加水少许，水开后打入鸡蛋至半熟即成。应在月经干净后服用，连用2~3次，每日1次。

【中药偏方】

【荔核香附散】 荔枝核、香附等份。将两味药捣碎，研末。黄酒调服，每次6克，早晚各1次。本方适用于寒湿型月经不调者。

【三子散】 补骨脂、菟丝子、蛇床子、吴茱萸、肉桂、香附、乌药、淫羊藿、巴戟天各等量。共研粉，每次取6克，拌以麻油敷于肚脐，外盖薄塑膜片和胶布固定，每日调换。本方适用于月经不调者。

【丹参粉】 丹参适量。将丹参研细末，每次6克，用酒服下。本方适用于月经不调者。

痛经

[病症陈述] 痛经是指女性在经期或行经期前后出现下腹部疼痛，常伴有坠胀、恶心、呕吐、腹泻、腰酸痛及其他不适，严重者可出现面色苍白、手脚冰冷、冷汗淋漓等症状，影响工作及生活。

【材料准备】

赤芍　白芍　甘草　川楝子　香附　元胡　五灵脂
玫瑰花蕊　山楂　当归　红花　干姜　艾叶　薏米
百部　黄柏　地肤子　蛇床子　白芷　桂枝　核桃仁　大枣
黄酒　母鸡　红糖　葵花子　醪糟汁　南瓜蒂　生姜　饴糖

【单方验方】

【单方】 初开玫瑰花蕊50克，去蒂，洗净，加清水500毫升，煎取浓汁，去渣后加入红糖，熬制成膏。每日服2～3次，每次1～2匙，用温开水送服。本方适用于通经及月经不调者。

【验方1】 川楝子、香附各10克，元胡、五灵脂各5克。水煎服，每日1剂，分3次服用。本方适用于气滞血瘀所致痛经。

【验方2】 核桃仁200克，洗净备用；黄酒、红糖各400克，共加热使糖溶化，用碗装好，将核桃仁200克放入，浸渍1～2日，晒干。每日服3次，每次15～20克。本方对月经不调、血瘀型痛经有一定疗效。

【食疗偏方】

【葵花子山楂汤】 山楂30克，葵花子15克，红糖30克。先将山楂、葵花籽一同放在锅内炒，以葵花籽炒香至熟为度。再加水，熬成浓汁后，将红糖放入煮化即成。每次于经前服用。

【当归鸡汤】 母鸡1只，当归30克，醪糟汁60克。将鸡处置干净，当归洗去浮灰；把鸡放入砂锅内，同时加水、醪糟汁、当归、姜、葱、盐，盖严锅口，先旺火上烧开，再用小火炖1小时，出锅时撒胡椒面，佐餐食用。本方适用于气血不足所致痛经者。

【瓜蒂红花汤】 南瓜蒂1枚，红花5克，红糖32克。药材先煎2次，去渣留汁，加入红糖调匀即可，于经前分2天服用。本方适用于通经者。

【中药偏方】

【艾叶薏米粥】 干姜、艾叶各10克，薏米30克。将前两味水煎取汁，将薏米煮粥至八成熟时，入药汁同煮至熟。本方适用于血瘀所致痛经者。

【百部黄柏汁】 蛇床子、百部、黄柏各15克，地肤子30克，白芷10克。水煎2次，将药汁混合后先熏浴，后冲洗阴道，每日熏洗2次，每次1小时。本方适用于湿热带下所致痛经。

【当归桂枝汤】 当归12克，桂枝、赤芍、白芍各9克，甘草5克，生姜3片，大枣7枚，饴糖（冲服）30克。以上材料，分别洗净，共入锅，加入适量清水，水煎服，每日1剂，分2次服用。本方适用于血虚所致痛经者。

闭经

[病症陈述] 女子年逾18周岁，月经尚未来潮，或月经来潮后又中断6个月以上者，称为闭经。闭经与月经不调一样，也属于妇科常见疾病。中医认为是由于肝肾不足，气血亏虚，血脉失通所致。

【材料准备】

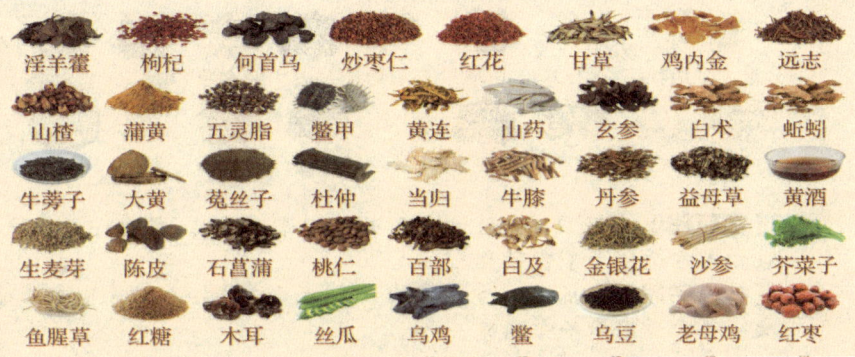

淫羊藿　枸杞　何首乌　炒枣仁　红花　甘草　鸡内金　远志
山楂　蒲黄　五灵脂　鳖甲　黄连　山药　玄参　白术　蚯蚓
牛蒡子　大黄　菟丝子　杜仲　当归　牛膝　丹参　益母草　黄酒
生麦芽　陈皮　石菖蒲　桃仁　百部　白及　金银花　沙参　芥菜子
鱼腥草　红糖　木耳　丝瓜　乌鸡　鳖　乌豆　老母鸡　红枣

【单方验方】

【单方1】芥菜子60克，黄酒适量。芥菜子研为细末。每服6克，用热黄酒为引，每饭前服。本方适用于闭经者。

【单方2】鳖1只，黄酒适量。将鳖头砍下，取其血滴入碗内，兑入等量黄酒搅匀，再用等量开水冲服。本方滋阴养血，对妇女闭经有一定食疗效果。

【验方】淫羊藿20克，枸杞、菟丝子、杜仲、当归、牛膝、丹参各15克，桃仁、何首乌各12克，酸枣仁、红花、甘草各10克。水煎服，每日1剂，分3次服用。本方适用于气血虚所致闭经者。

【食疗偏方】

【益母草乌豆汤】益母草30克，乌豆60克，红糖适量。益母草与乌豆加水3碗，煎至1碗。加糖调服，并加黄酒2汤匙冲饮，每日1次。本方适用于血瘀所致闭经者。

【木耳红枣鸡汤】老母鸡1只，木耳50克，红枣10枚。鸡处理置干净去内脏，合并木耳、红枣，加水煮烂即可。本方适用于体虚闭经者。

【乌鸡丝瓜汤】乌鸡肉150克，丝瓜100克，鸡内金15克。将食材准备好后，一同入锅煮熟，调味即可。本方适用于血虚所致闭经者。

【中药偏方】

【麦芽山楂汤】陈皮15克，石菖蒲15克，牛膝20克，当归20克，生麦芽50克，远志15克，山楂50克，甘草10克，丹参20克，桃仁15克，红枣5枚。水煎服，每日1剂，分3次服用。

【沙参麦芽汤】百部10克，白及30克，金银花30克，蒲黄9克，甘草15克，沙参30克，五灵脂9克，鱼腥草30克，生麦芽50克，鳖甲20克，黄连5克。水煎服，每日1剂，分3次服用。

【山药牛膝汤】山药50克，玄参25克，白术15克，生鸡内金10克，牛蒡子15克，大黄10克，桃仁15克，怀牛膝25克。水煎服，每日1剂，分3次服用。本方适用于血虚所致闭经者。

【蚯蚓粉】蚯蚓4条，将蚯蚓放瓦上焙黄，研末。用黄酒送服，每日1剂，连服5日。本方适用于多日经闭者。

子宫颈炎

[病症陈述] 子宫颈炎是指妇女子宫颈发生的炎症性病变,可分为急慢性两种。急性子宫颈炎较为少见,但不及时治疗,就可能转变成慢性子宫颈炎。主要症状为子宫颈部红肿、宫颈糜烂、宫颈肥大、子宫颈息肉。

【材料准备】

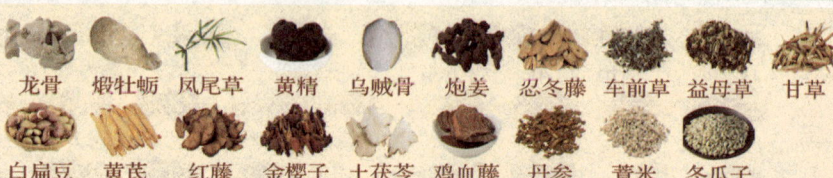

龙骨　煅牡蛎　凤尾草　黄精　乌贼骨　炮姜　忍冬藤　车前草　益母草　甘草
白扁豆　黄芪　红藤　金樱子　土茯苓　鸡血藤　丹参　薏米　冬瓜子

【食疗偏方】

【扁豆粉】白扁豆250克,炒后研末。每日2次,每次16克,米汤送服。本方适用于子宫颈炎。

【冬瓜子粉】冬瓜子90克,捣烂,和适量冰糖一起煎水服用,每日2次。本方适用于子宫颈炎。

【中药偏方】

【黄芪牡蛎汤】生黄芪、煅龙骨、煅牡蛎、凤尾草、红藤各30克,制黄精、金樱子、乌贼骨各15克,炮姜3克。水煎服,每日1剂,分2次服。

【土茯苓薏米汤】土茯苓30克,鸡血藤、忍冬藤、薏米各20克,丹参15克,车前草10克,益母草10克,甘草6克。水煎服,每日1剂,分2次服。

宫颈糜烂

[病症陈述] 通常所说的宫颈糜烂其实是慢性宫颈炎的一种常见表现。宫颈糜烂是指宫颈外口处的宫颈阴道部分,因分娩、流产或手术损伤宫颈后细菌侵入引发感染所致的一种妇科常见疾病。

【材料准备】

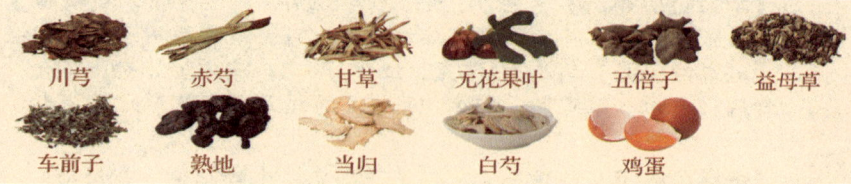

川芎　赤芍　甘草　无花果叶　五倍子　益母草
车前子　熟地　当归　白芍　鸡蛋

【食疗偏方】

【鸡蛋清】鸡蛋1个。将鸡蛋用消毒水洗净,打破,取蛋清。阴道用高锰酸钾冲洗后,用棉球蘸上鸡蛋清后塞入子宫颈口,过5小时后取出。本方适用于宫颈糜烂。

【中药偏方】

【益母川芎方】益母草60克,车前子30克,熟地黄15克,当归、川芎、白芍、赤芍、甘草、五倍子各10克。水煎两次合并滤液,每日1剂,早晚服。

【无花果叶方】无花果叶1把(鲜品加倍),以1盆水煎至半盆。趁热坐浴,每日1次。

子宫脱垂

[病症陈述] 子宫脱垂是指子宫偏离正常位置沿着阴道下降，低于子宫颈外阴道口到坐骨棘水平以下，甚至完全脱出阴道口外的症状。常伴有阴道前、后壁膨出。本病主要病因是盆底支持组织的损伤、薄弱。

【材料准备】苦参、蛇床子、枯矾、升麻、金樱子、黄芪、金银花、紫花地丁、紫花地丁、蒲公英、黑芝麻、黄连、黄柏、鸡蛋、猪大肠

【食疗偏方】

【升麻蒸鸡蛋】取鸡蛋1枚，在顶端钻一黄豆大圆孔，将5克升麻末放入鸡蛋内搅匀，用白纸蘸水将孔盖严，蒸熟后去壳食鸡蛋即可。

【升麻炖大肠】猪大肠1段，洗净，装入15克升麻和100克黑芝麻，用线扎紧两端入锅，加姜、葱、酒、水，炖煮3小时即成。

【中药偏方】

【黄芪膏】金樱子、黄芪各500克。水煎3次，每次煎半小时，3次混合，去渣，用小火浓缩成膏。每日服3次，每次30克，用温开水送服。

【银花地丁汁】银花、紫花地丁、蒲公英各30克，苦参15克，黄连、黄柏、枯矾各10克，蛇床子15克。煎水，去渣留汁，先熏后洗。

子宫肌瘤

[病症陈述] 子宫肌瘤又叫子宫平滑肌瘤，是常见的一种女性生殖系统的良性肿瘤。常见于30~50岁妇女，20岁以下少见。中医认为，子宫肌瘤主要是由七情内伤、脏腑功能失调、气滞血瘀所导致。

【材料准备】丹皮、赤芍、桃仁、三棱、莪术、大黄、鳖甲、益母草、陈皮、元胡、艾叶、当归、桔梗、茯苓、乌贼骨、鸡蛋、猪瘦肉、黄酒

【食疗偏方】

【益母草煮鸡蛋】鸡蛋2枚，益母草30克，陈皮9克，共入锅加水炖煮熟。捞出去壳后放回锅中炖煮5分钟，去渣可食蛋饮汤。每日服1剂。

【艾叶当归瘦肉汤】猪瘦肉60克，洗净切片；元胡、艾叶、当归各9克，水煎取汁。将药汁与瘦肉片同炖成汤，加盐调味即可。

【中药偏方】

【茯苓乌骨散】桔梗、茯苓、丹皮、赤芍、桃仁、三棱、莪术、大黄各10克，鳖甲15克，乌贼骨40克。共研为末，每次10克，每日2次，黄酒送服。本方适用于子宫肌瘤者。

功能性子宫出血

[病症陈述] 功能性子宫出血是以月经量多，经色淡，质稀，面色苍白，气短懒言，倦怠无力，或动则汗出，小腹空坠，舌质淡，苔薄白，脉虚弱无力或经血非时突然而下，量多势急或量少淋漓等症状的疾病。

【材料准备】

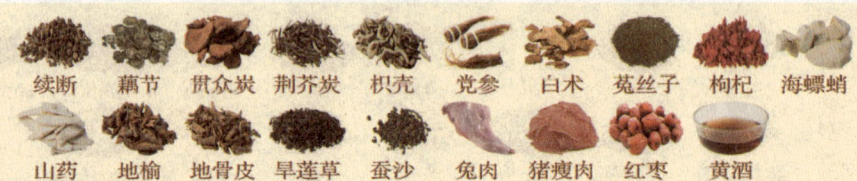

续断　藕节　贯众炭　荆芥炭　枳壳　党参　白术　菟丝子　枸杞　海螵蛸
山药　地榆　地骨皮　旱莲草　蚕沙　兔肉　猪瘦肉　红枣　黄酒

【食疗偏方】

【枸杞瘦肉汤】 菟丝子20克，枸杞30克，瘦猪肉200克，红枣10枚。所用材料入锅，加水炖煮3小时，去药包，加食盐调味。喝汤吃肉。

【乌骨兔肉汤】 地榆15克，海螵蛸30克，地骨皮25克，兔肉150克，加水炖熟，去药包，调味即可，分次服完。

【中药偏方】

【旱莲山药汤】 旱莲草、山药各20克，续断、藕节各15克，贯众炭、荆芥炭、白术、党参各10克，枳壳6克。水煎服，每日1剂，分2次服。

【蚕沙散】 蚕沙200克，炒焦成炭，研末。每次15克，黄酒送服，每日3次，本方适用于功能性子宫出血。

子宫内膜异位症

[病症陈述] 子宫内膜组织生长在子宫腔以外的异常位置而出现病变和症状，称为子宫内膜异位症。临床表现主要有三大症状：（1）继发性和进行性加剧的痛经。（2）月经不规则或月经量多。（3）患者不孕。

【材料准备】

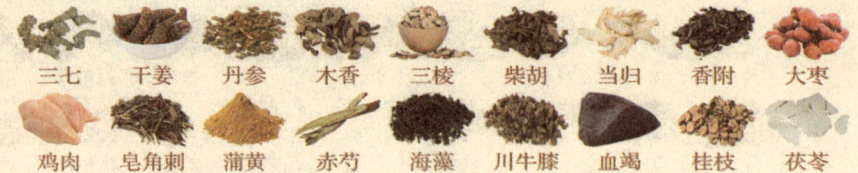

三七　干姜　丹参　木香　三棱　柴胡　当归　香附　大枣
鸡肉　皂角刺　蒲黄　赤芍　海藻　川牛膝　血竭　桂枝　茯苓

【食疗偏方】

【三七鸡肉汤】 三七、干姜各10克，丹参20克，木香6克，鸡肉150克，大枣10枚。先将三七、干姜、丹参、木香用纱布包扎紧。鸡肉切块，洗净入锅中，加水煮沸，洗去浮沫，加入料酒、葱、姜及药包，用小火煲至鸡肉熟，加盐、味精等调味后，即可食用。

【中药偏方】

【三棱柴胡汤】 三棱9克，皂角刺9克，香附9克，柴胡10克，当归10克，蒲黄12克。水煎服，每日1剂，分2次服用。

【当归香附汤】 当归、赤芍、香附、海藻、川牛膝各9克，血竭3克，桂枝3克，茯苓、丹参、皂角刺各12克，水煎，每日1剂，分3次服用。

子宫内膜癌

[病症陈述] 子宫内膜癌是常见的妇科恶性肿瘤之一。脾虚湿热型，临床症见患者阴道不规则出血，带下色黄，腹胀，形体肥胖，神疲倦怠等；湿热瘀毒型，临床症见患者阴道流血时多时少，带下多恶臭。

【材料准备】

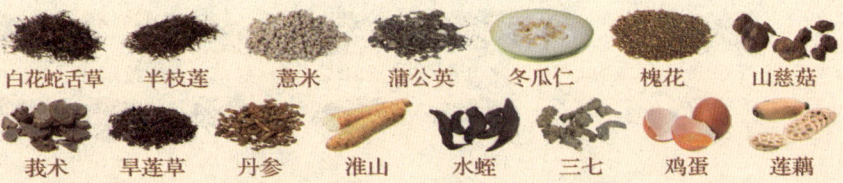

白花蛇舌草　半枝莲　薏米　蒲公英　冬瓜仁　槐花　山慈菇
莪术　旱莲草　丹参　淮山　水蛭　三七　鸡蛋　莲藕

【食疗偏方】

【三七莲藕汁】 鸡蛋1个，嗑开，倒入碗中，用筷子打散，加入5克三七粉，调成糊；鲜莲藕250克，洗净切碎，用榨汁机绞汁，加水30毫升，煮沸后入三七蛋糊，加盐适量。每日1次。本方适用于瘀热型子宫内膜癌。

【中药偏方】

【丹参水蛭汤】 白花蛇舌草、半枝莲、薏米、蒲公英各30克，冬瓜仁20克，槐花、山慈菇、莪术、旱莲草、丹参、淮山各15克，水蛭12克。水煎服，每日1剂，分3次服用。本方适用于脾虚湿热型子宫内膜癌。

阴道瘙痒

[病症陈述] 阴道瘙痒是妇女常见的多发病，是阴道各种不同病变所引起的一种症状，但也可发生于阴道完全正常者，当瘙痒加重时，患者多坐卧不安，或伴带下增多者，亦称"阴门瘙痒"，以致影响生活和工作。

【材料准备】

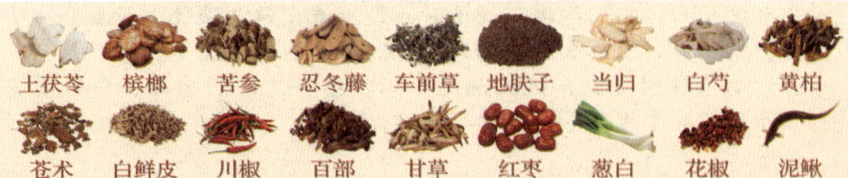

土茯苓　槟榔　苦参　忍冬藤　车前草　地肤子　当归　白芍　黄柏
苍术　白鲜皮　川椒　百部　甘草　红枣　葱白　花椒　泥鳅

【食疗偏方】

【红枣泥鳅汤】 泥鳅30克，红枣15克。共煮熟，加食盐少许，调味服食。饮汤，食红枣、泥鳅。本方对脾虚型外阴瘙痒有一定食疗效果。

【葱白花椒水】 用葱白（连根）50克，花椒50粒，加水500毫升烧开，洗阴部，每天两次，连洗3天可愈。

【中药偏方】

【土茯苓百部汤】 土茯苓30克，槟榔10克，苦参、忍冬藤、车前草、地肤子、当归、白芍、黄柏、苍术、白鲜皮、川椒、百部各15克，甘草10克。每日1剂，外洗阴部，或坐浴，早晚各1次，每次30分钟。本方适用于精血亏损所致阴道瘙痒。

阴道炎

[病症陈述] 常见的阴道炎有滴虫性阴道炎和老年性阴道炎两种。滴虫性阴道炎是由阴道毛滴虫生长在阴道内引起的炎症。主要症状为带下增多，呈黄白色，偶尔为黄绿色或脓性，呈稀薄泡沫状，有腥臭味。

【材料准备】

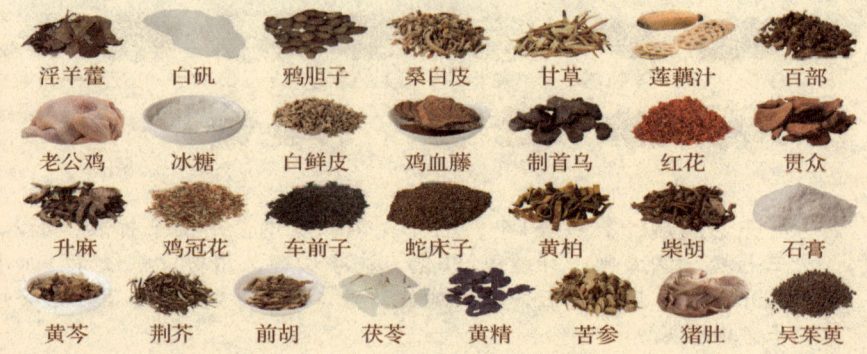

淫羊藿　白矾　鸦胆子　桑白皮　甘草　莲藕汁　百部
老公鸡　冰糖　白鲜皮　鸡血藤　制首乌　红花　贯众
升麻　鸡冠花　车前子　蛇床子　黄柏　柴胡　石膏
黄芩　荆芥　前胡　茯苓　黄精　苦参　猪肚　吴茱萸

【单方验方】

【单方】鲜鸡冠花600克洗净，水煎取汁，每20分钟添水再煎，共煎3次，再用小火慢熬至汁变少，快干锅时加入鲜莲藕汁500毫升，再煮8分钟停火。调入白糖粉搅拌均匀，再晒干，碾成粉末，放入玻璃瓶中储藏。服用时用沸水冲开，每天3次，每次服用10克。

【验方】白鲜皮、鸡血藤、制首乌、红花各6克，淫羊藿15克。上药水煎2次，去渣后合并药液，待温后坐浴。每日2次，每次洗30分钟。本方适用于老年性阴道炎。

【食疗偏方】

【车前子炖猪肚】猪肚1个，处理干净，汆水，切小块；车前子20克，清洗干净，共入锅，加入适量清水，炖熟，加盐调味即可。本方适用于阴道炎引起的并发症。

【鸡肉冻】老公鸡1只，处理干净，切块；与适量黄精、冰糖和5倍的水煮开后，文火炖煮7~8小时，最后滤出透明液体，放置3~4小时，即成鸡膏。随意食，2~3天服完。本方能滋阴养血，补肝益肾。适用于老年性阴道炎，症见阴道分泌物增多、外阴瘙痒、白带色黄或黄赤，伴头晕腰酸等，有食疗功效。

【中药偏方】

【蛇床子黄柏汤】白矾9克，蛇床子30克，黄柏9克。煎汤熏洗，早、晚各1次。本方适用于滴虫性阴道炎。

【苦参百部汤】蛇床子、苦参、百部各9克，贯众、吴茱萸各6克。煎水熏洗，每日2次。本方适用于滴虫性阴道炎。

【鸦胆子药水】鸦胆子20个（去皮）。将鸦胆子用水1杯半煎至半杯，将药汁倒入消毒碗内。用消过毒的大注射器将药注入阴道，每次注30毫升。轻者1次，重者3次。本方适用于滴虫性阴道炎。

【柴胡石膏汤】柴胡6克，石膏15克，黄芩6克，荆芥4.5克，前胡6克，茯苓6克，升麻3克，桑白皮6克，甘草3克。水煎服，每日1剂，分2次服用。本方适用于阴道炎。

白带增多

[病症陈述] 白带是指妇女在青春期、月经前期或妊娠期，从阴道中排泄出的分泌物。如果妇女在经前期或妊娠期、青春期带下量多，颜色深黄或淡黄，或混有血液，质黏稠如脓或清稀如水，气味腥臭，称为白带增多症。

【材料准备】

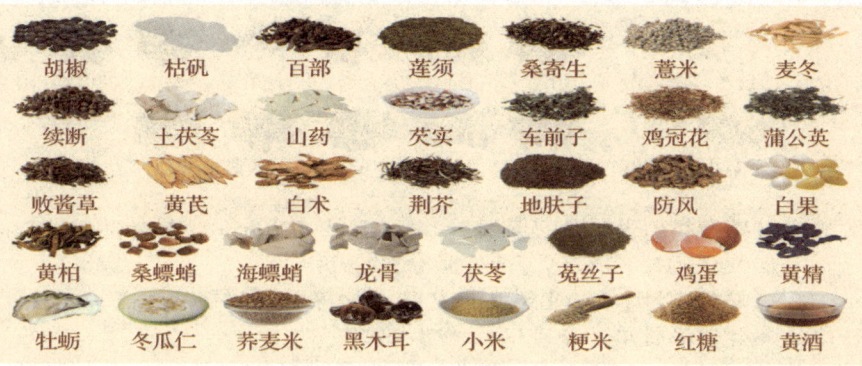

胡椒　枯矾　百部　莲须　桑寄生　薏米　麦冬
续断　土茯苓　山药　芡实　车前子　鸡冠花　蒲公英
败酱草　黄芪　白术　荆芥　地肤子　防风　白果
黄柏　桑螵蛸　海螵蛸　龙骨　茯苓　菟丝子　鸡蛋　黄精
牡蛎　冬瓜仁　荞麦米　黑木耳　小米　粳米　红糖　黄酒

【单方验方】

【单方1】黄精35克，炒焦为末，空腹黄酒送服6克。本方适用于白带增多。

【单方2】白果10克，粳米100克。先水煎白果去渣取汁，入米煮作粥。日食2次。本方温肺益气，止咳定喘，止带浊，缩小便。对久咳气喘、白带多、遗精、小便频数有一定食疗效果。

【验方1】冬瓜仁30克，麦冬15克，败酱草30克。水煎服，每日1剂，分2次服用。本方适用于湿热型白带增多。

【验方2】胡椒7粒，鸡蛋1个。先将胡椒炒焦，研成末。再将鸡蛋捅一小孔，把胡椒末填入蛋内，用厚纸将孔封固，置于火上煨熟。去壳吃，日2次。本方温中散寒，化湿止带。对寒性白带有食疗效果。

【食疗偏方】

【蛋清荞麦汤】荞麦米（炒焦）50克，鸡蛋清2个。荞麦米注入清水200毫升，烧开后，打入鸡蛋清，煮熟。热服，每日2次。本方适用于白带增多。

【木耳粉】黑木耳30克，红糖适量。黑木耳焙干，研末，以红糖水冲服，每日6克，每日3次。本方适用于白带增多。

【黄芪粥】黄芪50克，小米100克。黄芪煎水，煎好后去渣留汁，再将小米淘净放入，于药汁一同煮粥，粥将成时，下冰糖，搅匀即可，分3次服用。本方适用于白带增多。

【中药偏方】

【荆芥地肤子汤】荆芥25克（后下），防风15克，蒲公英30克，黄柏30克，枯矾（冲服）15克，百部20克，地肤子30克。水煎，去渣留汁，熏洗外阴，待药液温和时坐盆约30分钟，每日2次。

【二蛸汤】桑螵蛸9克，海螵蛸9克，生龙骨9克，生牡蛎24克，莲须6克，白果10个，菟丝子9克，桑寄生30克，薏米18克，茯苓12克，续断12克。水煎服，每日1剂，分3次服用。本方适用于肾虚所致白带增多。

【山药芡实汤】土茯苓、山药、芡实、薏米各15克，莲须10克。水煎服。

【白术茯苓汤】白术15克，茯苓、车前子、鸡冠花各9克。水煎服，每日1剂，分2次服。

尿道炎

[病症陈述] 女性尿道炎是一种常见病，多见于女性，临床上分为急性和慢性、非特异性尿道炎和淋菌性尿道炎。可并发阴道炎、宫颈炎、附件炎、子宫内膜炎、盆腔炎。

【材料准备】

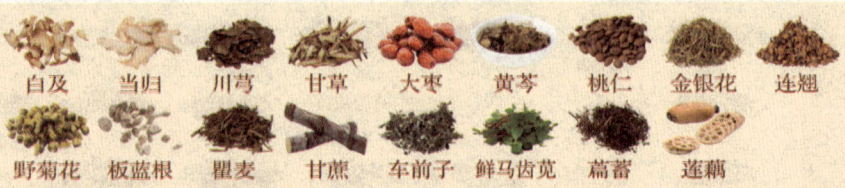

白及　当归　川芎　甘草　大枣　黄芩　桃仁　金银花　连翘
野菊花　板蓝根　瞿麦　甘蔗　车前子　鲜马齿苋　萹蓄　莲藕

【食疗偏方】

【莲藕甘蔗汁】鲜莲藕榨汁1杯（约500毫升），鲜甘蔗榨汁1杯（约300毫升）。混合调匀后空腹分3次服用。

【马齿苋汁】200克鲜马齿苋洗净切碎，入砂锅，水煎20分钟，去渣取汁，温服用，每天1剂，分3次饮。

【中药偏方】

【银花连翘汤】金银花15克，连翘12克，野菊花15克，板蓝根20克，瞿麦、萹蓄各15克，白及12克，当归15克，川芎12克，车前子10克，甘草10克，黄芩6克，桃仁5克，大枣6克。水煎服，每日1剂，分2次服用。本方适用于淋菌性尿道炎。

盆腔炎

[病症陈述] 盆腔炎即盆腔炎症性疾病，是由女性上生殖道炎症引起的一组疾病，包括子宫内膜炎、输卵管炎、输卵管卵巢脓肿和盆腔腹膜炎。多数是以疼痛为主要表现的，约占90%以上。

【材料准备】

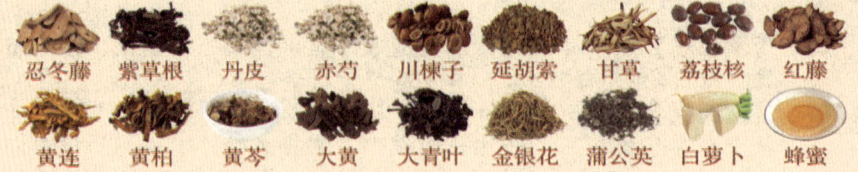

忍冬藤　紫草根　丹皮　赤芍　川楝子　延胡索　甘草　荔枝核　红藤
黄连　黄柏　黄芩　大黄　大青叶　金银花　蒲公英　白萝卜　蜂蜜

【食疗偏方】

【荔核蜂蜜汁】荔枝核30克，敲碎后放入砂锅，加水浸泡片刻后煎煮30分钟，去渣取汁，趁温热调入20克蜂蜜，调匀即可，每日2次。

【蒲公英萝卜汤】金银花20克，蒲公英25克，白萝卜200克(切片)。一同煎煮，吃萝卜喝汤，每日1剂。本方适用于湿热瘀毒型盆腔炎。

【中药偏方】

【丹皮红藤汤】忍冬藤30克，红藤30克，大黄、大青叶、紫草根、丹皮、赤芍、川楝子、延胡索各9克，甘草3克。水煎，每日1剂，分3次服。

【三黄汤】黄连30克，黄柏、黄芩各90克，大黄60克。共研细末，用蜜调匀，热敷于下腹部，每日2次。本方适用于急性盆腔炎。

乳腺增生

[病症陈述] 乳腺增生是女性最常见的乳房疾病，其发病率占乳腺疾病的首位。乳腺增生中医称"乳癖"，以单侧或双侧乳房出现肿块，月经来潮时肿胀加重，经行之后减轻为其临床特点。

【材料准备】

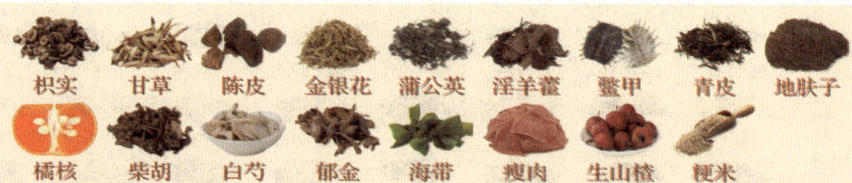

枳实　甘草　陈皮　金银花　蒲公英　淫羊藿　鳖甲　青皮　地肤子
橘核　柴胡　白芍　郁金　海带　瘦肉　生山楂　粳米

【食疗偏方】

【海带鳖甲猪肉汤】海带（洗净，切块）、鳖甲（打碎）各15克，瘦肉100克，共煮汤，加盐、麻油调味即可。每日1次，分2次温服。

【青皮山楂粥】青皮10克，生山楂30克，粳米50克。用常规方法煮粥食用。每日2次。

【中药偏方】

【地肤子橘核汤】地肤子60克，橘核、金银花、蒲公英各30克，柴胡12克，枳实9克，白芍10克，甘草6克，陈皮、郁金各10克，淫羊藿8克。水煎服，每日1剂，分3次服用。本方适用于肝郁痰凝型乳腺增生。

乳腺癌

[病症陈述] 乳腺癌是女性疾病中常见的一种肿瘤疾病，以肿块坚硬、无包膜、边缘不清楚、不易推动为特征。可伴有乳房疼痛、隐痛、胀痛、钝痛或刺痛，乳头回缩，乳头渗出血性分泌物等。

【材料准备】

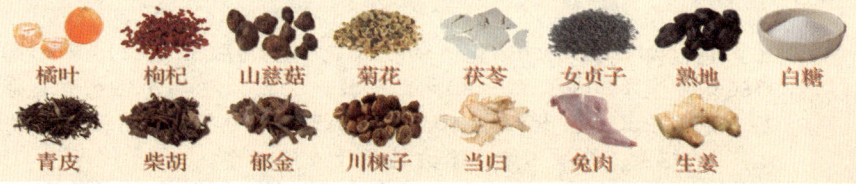

橘叶　枸杞　山慈菇　菊花　茯苓　女贞子　熟地　白糖
青皮　柴胡　郁金　川楝子　当归　兔肉　生姜

【食疗偏方】

【青皮炒兔肉】青皮12克，温水泡后切块；150克兔肉洗净切丁，用盐、姜末、葱段、料酒、酱油稍腌渍；锅中放油，下兔丁翻炒，放入青皮、花椒、生姜、葱段等继续翻炒，待熟时加糖、酱油、醋、辣椒油和味精等，炒至收干水分，淋上麻油即成。每日1剂。

【中药偏方】

【柴胡熟地汤】柴胡15克，郁金9克（打碎），川楝子12克（打烂），当归6克，菊花15克，橘叶12克，女贞子15克，枸杞12克，熟地25克，茯苓15克，山慈菇15克。水煎服，每日1剂，分3次服用。本方适用于肝郁气滞型乳腺癌。

不孕症

[病症陈述] 女子不孕分为原发不孕和继发不孕。有正常性生活、配偶生殖功能正常，未避孕而不受孕者，为原发性不孕；如果曾一度怀孕，但此后就未能受孕，为继发性不孕。

【材料准备】阿胶粉、淫羊藿、桑寄生、菟丝子、紫河车、鸡血藤、车前子、艾叶、佛手、莪术、泽泻、续断、益母草、葛根、丹皮、沉香、远志、五味子、柴胡、香附、王不留行、桃仁、红花、木香、三棱、牛膝、鹿角胶、蛤蚧、当归、枸杞、川芎、白芍、制香附、党参、杜仲、巴戟天、乌梅、丹参、鸡蛋、鹌鹑蛋、粳米、黄酒

【单方验方】

【单方】取鸡蛋1枚，在鸡蛋顶部打一个小孔，将1.5克藏红花放入鸡蛋中，摇动混合搅匀，用湿纸敷住孔口，入锅蒸熟，月经来潮后1天开始食用，每天1次。本方适用于子宫发育不良所致不孕者。

【验方】柴胡15克，香附12克，王不留行15克，桃仁20克，红花15克，木香12克，三棱10克，川牛膝30克。水煎服，每日1剂，分2次服用。本方适用于输卵管阻塞之不孕者。

【食疗偏方】

【鹿角胶粥】粳米100克，鹿角胶15克。粳米煮粥，粥熟后加鹿角胶、姜、精盐少许，每日1次。本方适用于不孕症。

【蛤蚧蒸鹌鹑蛋】鹌鹑蛋10个，去壳后放进碗中，用竹筷搅散，加入阿胶粉8克、蛤蚧粉3克、黄酒5克、精盐1克、味精1克，再搅匀，放蒸笼中蒸20分钟，取出佐餐食用。本方适用于女子不孕症。

【中药偏方】

【当归杜仲丸】当归60克，枸杞30克，鹿角胶30克，川芎20克，白芍60克，党参30克，杜仲30克，巴戟天30克，淫羊藿30克，桑寄生30克，菟丝子30克，紫河车60克，鸡血藤膏120克。共研细末，炼蜜为丸。每日3次，每次9克。本方适用于女子不孕。

【鸡血藤杜仲汤】鸡血藤30克，桃仁、车前子各15克，当归、木香、艾叶、佛手各10克，三棱、莪术、泽泻各6克，续断12克，杜仲18克。水煎服，每日1剂，分2次服用，月经前3天服用。本方适用于痛经不孕者。

【当归丹参汤】当归15克，制香附15克，菟丝子15克，益母草30克，丹参30克，葛根30克，丹皮12克，红花10克，川牛膝10克，沉香10克，杜仲24克，续断24克。水煎服，每日1剂，分2次服用。本方适用于肝郁气滞型不孕者。

【乌梅当归丹参汤】乌梅、党参各30克，远志、五味子各9克。水煎服，每日1剂。本方治女子不孕。

卵巢早衰

[病症陈述] 卵巢早衰是指妇女曾有自然周期，在35岁前出现卵巢萎缩性持续闭经。临床上常表现第二性征退缩，出现燥热、心烦、易怒等更年期症状，平时易感冒。其发病原因可由先天性滤泡过少或性染色体异常所致。

【材料准备】

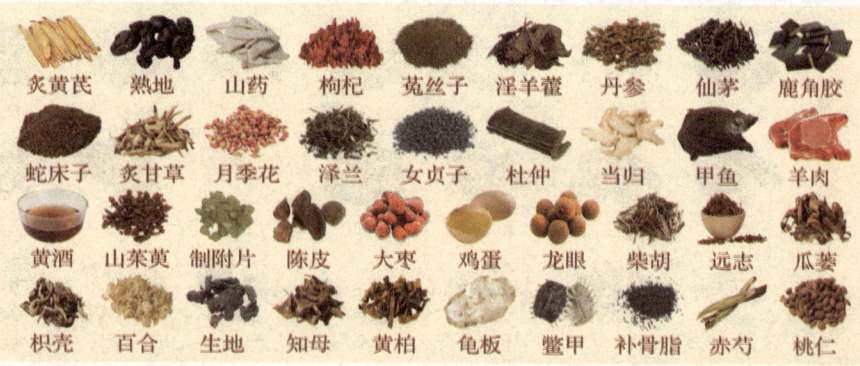

炙黄芪、熟地、山药、枸杞、菟丝子、淫羊藿、丹参、仙茅、鹿角胶、蛇床子、炙甘草、月季花、泽兰、女贞子、杜仲、当归、甲鱼、羊肉、黄酒、山茱萸、制附片、陈皮、大枣、鸡蛋、龙眼、柴胡、远志、瓜蒌、枳壳、百合、生地、知母、黄柏、龟板、鳖甲、补骨脂、赤芍、桃仁

【单方验方】

【单方】月季花5朵，洗净，加水150毫升，小火煎至100毫升，去渣，加冰糖适量及黄酒10毫升，温服，每日1次。本方适用于卵巢早衰。

【验方1】炙黄芪25克，熟地、山药、山茱萸、枸杞、菟丝子、淫羊藿、杜仲、丹参各15克，仙茅12克，鹿角胶（冲服）、蛇床子、制附片（先煎）、陈皮各10克，炙甘草6克。水煎服，每日1剂，分3次服用，本方适用于肾阳亏虚型卵巢早衰。

【验方2】山茱萸、丹参各12克，熟地、淫羊藿各10克，当归、杜仲各10克，陈皮5克。每日1剂，水煎分3次服。

【食疗偏方】

【当归羊肉羹】山羊肉500克，切块；黄芪、党参、当归各25克纱布袋装；同放砂锅内，加水1000毫升小火煨煮，至羊肉烂时加入生姜25克，食盐适量。吃肉喝汤，经常食用。本方适用于卵巢早衰。

【枸杞大枣煲鸡蛋】枸杞30克，大枣10枚，鸡蛋2个。枸杞、大枣加水适量，小火炖1小时，再将鸡蛋打碎放入，煮成荷包蛋。吃蛋喝汤，每日2次。本方适用于卵巢早衰。

【甲鱼汤】甲鱼1只，处理干净。山药50克，洗净去皮切块，与甲鱼、50克龙眼一起入锅，加清水，放葱段、姜片、料酒，用大火烧开后，调小火焖煮90分钟，去掉葱姜加调味品即成。本方适用于卵巢早衰。

【中药偏方】

【熟地丹参汤】熟地、淫羊藿、山茱萸、黄芪、丹参各15克，紫河车、当归、仙茅各10克，陈皮、甘草各5克。水煎服，每日1剂，分3次服用。本方适用于脾肾虚型卵巢早衰。

【泽兰百合汤】女贞子12克，淫羊藿12克，杜仲10克，柴胡5克，远志5克，当归10克，香附10克，瓜蒌15克，枳壳10克，泽兰10克，百合15克。水煎服，每日1剂，分3次服用。本方适用于阴阳两虚型卵巢早衰。

【知母黄柏汤】生地15克，知母、黄柏、龟板、鳖甲、女贞子、淫羊藿、补骨脂、赤芍、桃仁、当归各12克。水煎服，每日1剂，分3次服。

更年期综合征

[病症陈述] 更年期是女性生殖功能逐渐消退直到完全停止的一个过渡时期。在此阶段,女性会因为机体衰老引起一系列身体不适,如发热、月经紊乱、烦躁易怒、心悸失眠、潮热出汗、情绪失常、腰腿酸软等。

【材料准备】

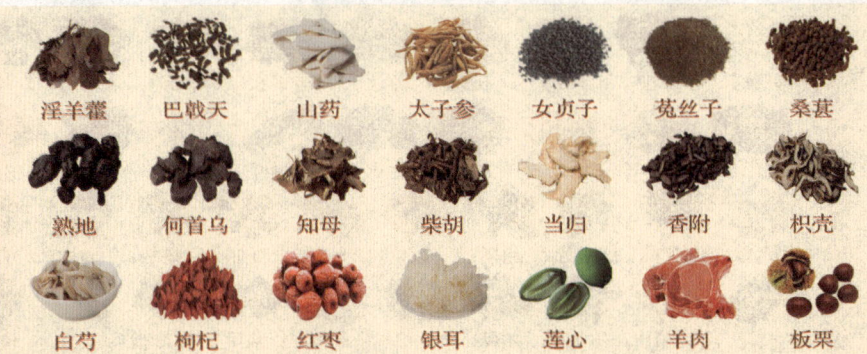

淫羊藿　巴戟天　山药　太子参　女贞子　菟丝子　桑葚
熟地　何首乌　知母　柴胡　当归　香附　枳壳
白芍　枸杞　红枣　银耳　莲心　羊肉　板栗

【单方验方】

【单方】口服金匮肾气丸,适用于肾虚型更年期综合征。

【验方1】淫羊藿、巴戟天、山药、太子参、女贞子、菟丝子、桑葚各12克,熟地、何首乌各18克,知母6克。水煎服,每日1剂,分2次服用。本方适用于肾虚型更年期综合征。

【验方2】枸杞10克,白菊花3克,莲心1克,苦丁茶3克。上四味同放入杯中,用沸水冲泡,加盖闷10分钟,即可开始当茶频频饮用。一般可冲泡3~5次。本方滋阴清热,养肝益肾。

【食疗偏方】

【红枣银耳羹】红枣60克,银耳20克,白糖适量。将红枣洗净,去核,银耳用温水泡发,去杂洗净,撕成小片,备用。锅内加水适量,放入红枣,大火烧沸,改用文火煮10分钟,加入银耳片,再煮3分钟,调入白糖即成。每日1剂。本方适用于更年期综合征。

【柴胡当归粥】柴胡、香附、枳壳、白芍各9克,合欢花12克,当归、沉香、路路通、川芎各6克,粳米150克,白糖适量。将以上药放入砂锅中加水煎汁,去渣留汁;粳米淘洗干净。锅上火,加入适量清水,放入粳米烧开,用小火煮粥,粥将熟时,下入药汁和白糖,稍煮即成。本方适用于更年期综合征。

【板栗羊肉汤】羊肉150克、板栗30克、枸杞20克。将羊肉洗净切块;栗子去壳,切块;枸杞洗净备用。锅内加适量水,放入羊肉块、栗子、枸杞,大火烧沸后改用文火煮20分钟,调入盐即成。

【中药偏方】

【柴胡郁金汤】柴胡12克,白术、茯苓、赤芍各10克,当归、丹皮、郁金各12克,川芎、陈皮、甘草、薄荷各6克。水煎服,每日1剂,分2次服用。本方适用于气滞血瘀型更年期综合征。

【生地山药汤】生地、山药各15克,枸杞、女贞子、山茱萸、白芍、何首乌各12克,丹皮、茯苓、泽泻各10克,生龙骨、生牡蛎各15克。水煎服,每日1剂,分2次服用。本方适用于肝肾阴亏虚型更年期综合征。

【茯苓泽泻汤】制附子、炮姜各6克,党参、白术、茯苓、猪苓、泽泻各12克,炙甘草6克。水煎服,每日1剂,分2次服用。

第6章
孕产妇易患疾病奇效偏方速查

●孕产妇是指从怀孕开始到产后42天止的女性群体,在这个时期,很容易引发各种孕产期并发症、并发症,如妊娠呕吐、妊娠肿胀、妊娠高血压、先兆流产、习惯性流产以及产后缺乳、产后抑郁、乳腺炎等症。因此,必须要做好孕产妇的防护工作。本章主要介绍了女性两个特殊时期常见的病症,即妊娠病、产后病,针对这两个时期的每个疾病,分别提供了一系列的小偏方让患者选择,让女性朋友们在如此特殊的时期也能得到特殊的照顾,健康愉快地走过孕产期。

妊娠呕吐

[病症陈述] 妊娠呕吐又称妊娠恶阻。妇女在怀孕初期会出现食欲不振，有轻度恶心、呕吐等现象，重则不能进饮食、全身乏力、明显消瘦、小便少、皮肤黏膜干燥、眼球凹陷等。

【材料准备】

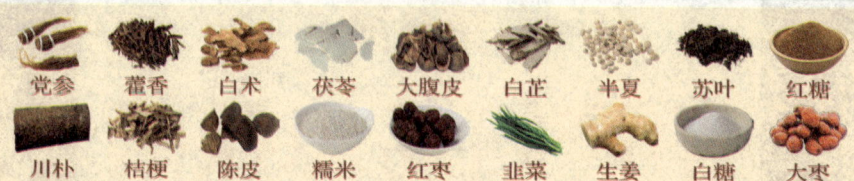

党参　藿香　白术　茯苓　大腹皮　白芷　半夏　苏叶　红糖
川朴　桔梗　陈皮　糯米　红枣　韭菜　生姜　白糖　大枣

【食疗偏方】

【红枣糯米粥】糯米60克，红枣30克，生姜3片。先将糯米、红枣煮成稀粥，待熟时下红糖、生姜3片，煮沸后即可。

【韭菜汁】韭菜200克，生姜200克，白糖适量。将韭菜、生姜切碎，捣烂取汁，用白糖调匀饮汁。本方适用于妊娠呕吐。

【中药偏方】

【党参生姜汤】党参15克，生姜10克，制半夏6克。水煎，分3次服。

【藿香茯苓汤】藿香、茯苓各12克，苏叶、大腹皮、炒白术、半夏曲各10克，白芷、陈皮各6克，川朴、桔梗各5克，生姜3片，大枣2枚。水煎服，每日1剂，分2次服用。

妊娠肿胀

[病症陈述] 妊娠肿胀即妊娠水肿，是指妊娠后，肢体、面部等部位发生浮肿。根据出现肿胀部位和症状的不同，有子肿、子气、子满、皱脚、脆脚、胎水肿满等名称。

【材料准备】

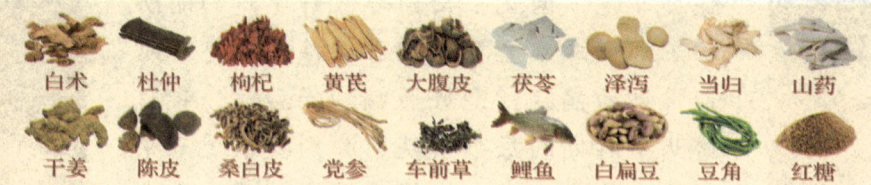

白术　杜仲　枸杞　黄芪　大腹皮　茯苓　泽泻　当归　山药
干姜　陈皮　桑白皮　党参　车前草　鲤鱼　白扁豆　豆角　红糖

【食疗偏方】

【豆角扁豆皮汁】白扁豆皮15克，豆角10克，红糖适量。前2味煎汤取汁，调入红糖，每日1剂，分2次服。

【杜仲鲤鱼汤】杜仲、枸杞各30克，干姜10克，装入纱布袋；鲤鱼500克，处理干净，与药顿服。本方适用于肾虚所致妊娠肿胀。

【中药偏方】

【多皮散】白术15克，茯苓15克，陈皮9克，桑白皮9克，大腹皮9克，生姜皮9克，共研细末。每次6克，米汤送服，每日2次。

【黄芪山药汤】黄芪、山药各30克，大腹皮、车前草、党参、当归各15克，白术、茯苓各20克，泽泻10克。水煎，分2次服用。

妊娠胎动

[病症陈述] 妊娠胎动即"胎动不安"。是指怀孕以后,先感胎动下坠,腰酸腹痛或坠胀不适,继而或有阴道少量出血。多由气虚、血虚、血热、不能摄血养胎及其他损动胎元、母体而致。

【材料准备】

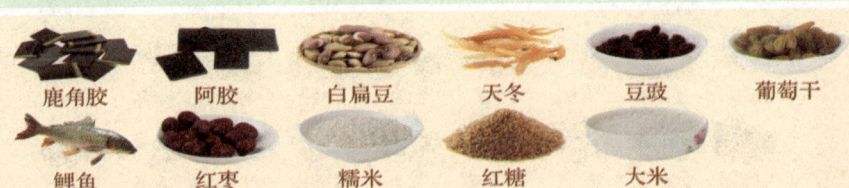

鹿角胶　阿胶　白扁豆　天冬　豆豉　葡萄干
鲤鱼　红枣　糯米　红糖　大米

【食疗偏方】

【葡萄干炖红枣】葡萄干30克洗净;红枣15克,去核洗净;锅中加适量的水,放入葡萄干和红枣煮至枣烂即可。每日1剂。

【鲤鱼粥】鲤鱼1尾,处理干净;阿胶50克,白扁豆10克,大米20克,糯米500克;共煮为粥,每日2次。本方适用于血热所致胎动不安。

【中药偏方】

【天冬饮】天冬50克,红糖适量。天冬煎水,煎好后,去渣留汁,加入适量的红糖调服。本方适用于血热所致胎动不安。

【豆豉鹿角汁】豆豉30克,鹿角胶3克(烊化)。以水200毫升煮豆豉,取汁约100毫升,加入鹿角胶搅匀即可。每日1剂,分2次服用。

妊娠贫血

[病症陈述] 贫血是妊娠期较常见的并发症。由于妊娠期血容量增加,血浆增加多于红细胞增加,血液呈稀释状态。轻者无明显症状,或只有皮肤、口唇黏膜和睑结膜稍苍白;重者可有乏力头晕、心悸气短、食欲缺乏。

【材料准备】

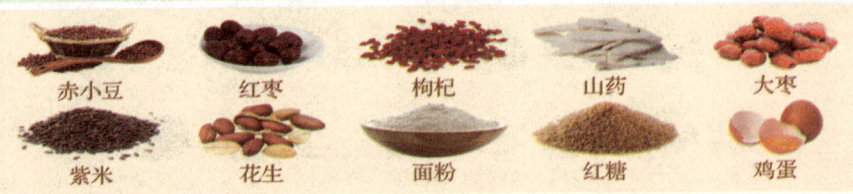

赤小豆　红枣　枸杞　山药　大枣
紫米　花生　面粉　红糖　鸡蛋

【食疗偏方】

【紫米粥】50克紫米,带红衣花生100克,赤小豆30克、红枣15克,加水煮粥。本方对妊娠贫血有一定疗效。

【花生鸡蛋方】花生100克,鸡蛋2个,枸杞10克,红糖50克,大枣15克。共煮食用,每天1次,连服10~15天。对妊娠贫血有效。

【中药偏方】

【山药粉】山药50克,打碎,水煎服,每日1剂,分2次服用。

【大枣丸】大枣500克,面粉50克,红糖60克。面粉先加水和成面团,将大枣用水煮熟后去皮核,再加入红糖一起和匀,制成绿豆大丸药,风干备用。每日3次,每次服8克,开水送服。

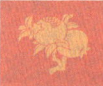

妊娠高血压

[病症陈述] 妊娠期高血压疾病是产科常见疾患，占全部妊娠的5%~10%。妊娠高血压临床表现为高血压、水肿、蛋白尿，严重时可出现抽搐、昏迷，常并发肝、肾、心、肺等脏器的衰竭及影响胎盘功能。

【材料准备】

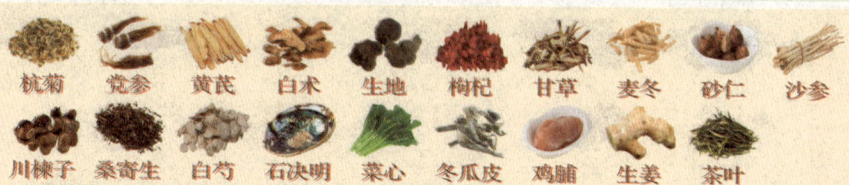

杭菊　党参　黄芪　白术　生地　枸杞　甘草　麦冬　砂仁　沙参
川楝子　桑寄生　白芍　石决明　菜心　冬瓜皮　鸡脯　生姜　茶叶

【食疗偏方】

【蛋清菊花鸡汤】鸡脯肉250克，洗净切片，加精盐、绍酒、味精、鸡蛋清、淀粉拌匀；200克菜心洗净；杭菊3朵，茶叶15克，入大碗冲泡成花茶汁，取500毫升烧沸，倒入鸡片氽熟捞出；原锅复上火，加入清汤烧沸，加精盐、味精、鸡片、菜心再烧沸，淋上油装盘即成。

【中药偏方】

【党参砂仁汤】党参、炙黄芪各24克，焦白术15克，甘草6克，冬瓜皮24克，砂仁、生姜皮各5克。水煎服，每日1剂，分2次服。

【麦冬丹参汤】生地黄20克，沙参、枸杞、麦冬各12克，川楝子10克，桑寄生、白芍各15克，石决明30克。水煎服，每日1剂，分2次服用。

妊娠咳嗽

[病症陈述] 妊娠期孕妇咳嗽不已，表现为慢性干咳或咳伴有少许白黏痰，常伴有胃部烧灼、反酸、恶心欲吐、心烦口苦等现象，或伴有口干咽燥、五心烦热等不适感觉，持续时间超过3周，无感染等导致咳嗽的因素。

【材料准备】

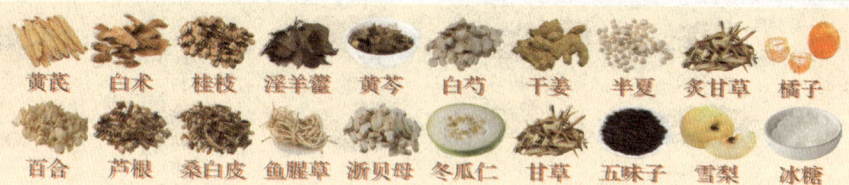

黄芪　白术　桂枝　淫羊藿　黄芩　白芍　干姜　半夏　炙甘草　橘子
百合　芦根　桑白皮　鱼腥草　浙贝母　冬瓜仁　甘草　五味子　雪梨　冰糖

【食疗偏方】

【冰糖炖梨】将新鲜的雪梨洗净，去皮后剖开去核，加入适量冰糖，放入锅中隔水蒸软即可食用。本方适用于妊娠咳嗽。

【烘烤橘子】在橘子底部中心用筷子打个洞，塞一些盐，用铝铂纸包好之后放入烤箱中烤15~20分钟，取出后将橘子皮剥掉趁热吃。

【中药偏方】

【黄芪白芍汤】黄芪15克，白术12克，桂枝、淫羊藿各6克，干姜4克，半夏、白芍各9克，炙甘草5克，五味子4.5克。水煎，分3次服。

【黄芩大贝汤】黄芩、百合、芦根各10克，桑白皮、鱼腥草、白芍各12克，浙贝母、冬瓜仁各9克，甘草5克。水煎，分3次服用。

先兆流产

[病症陈述] 怀孕后阴道不时少量下血,或时下时止,或淋漓不断,但无腰酸、腹痛、小腹胀坠等现象者,称为"胎漏"。

【材料准备】

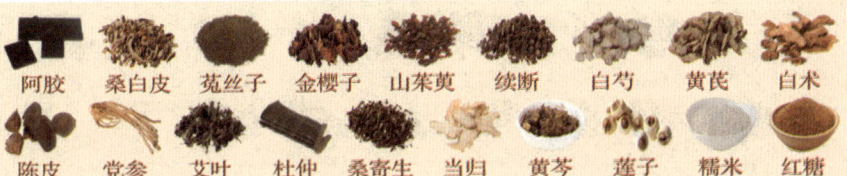

阿胶　桑白皮　菟丝子　金樱子　山茱萸　续断　白芍　黄芪　白术
陈皮　党参　艾叶　杜仲　桑寄生　当归　黄芩　莲子　糯米　红糖

【食疗偏方】

【阿胶糯米粥】阿胶、桑白皮各15克,水煎,去渣留汁;糯米100克,洗净,加水熬粥,待八成熟时加入药汁和8克红糖调匀即可。分次频服。

【莲子糯米粥】山茱萸45克,煎水,去渣留汁;糯米适量,莲子60克,洗净后一同入锅熬粥,待将成粥时加入药汁搅匀即可。

【中药偏方】

【枣皮黄芪汤】菟丝子、金樱子各30克,续断、桑寄生、黄芪各15克,当归、陈皮各10克,白芍、山茱萸各20克,黄芩8克。水煎服。

【续断杜仲汤】菟丝子、续断各12克,桑寄生、党参、白术、杜仲各9克,艾叶3克,阿胶9克(冲服),水煎服,每日1剂,分3次服用。

习惯性流产

[病症陈述] 习惯性流产即中医所说的滑胎,指连续3次以上的自然流产。近年常用复发性流产取代习惯性流产,改为2次及2次以上的自然流产。主要因先天不足、房劳过度、孕后纵欲损伤肾气等所致。

【材料准备】

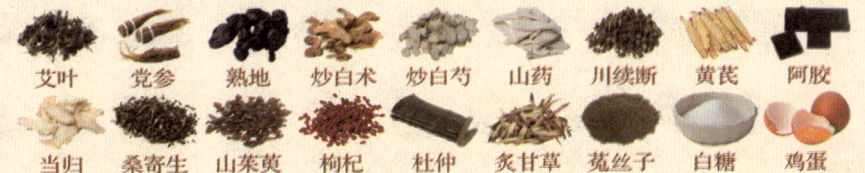

艾叶　党参　熟地　炒白术　炒白芍　山药　川续断　黄芪　阿胶
当归　桑寄生　山茱萸　枸杞　杜仲　炙甘草　菟丝子　白糖　鸡蛋

【食疗偏方】

【艾叶鸡蛋汤】艾叶50克,鸡蛋2个,白糖适量。将艾叶滤洗,放入锅中,加入适量清水,用大火煮沸,转小火煎煮,打入鸡蛋煮熟,放白糖溶化即成。本方适用于习惯性流产。

【当归枸杞汤】当归15克,枸杞15克。水煎,每日1剂。

【中药偏方】

【熟地续断汤】党参、熟地、炒白术各20克,炒白芍12克,桑寄生、山药各10克,山茱萸、枸杞、炒杜仲、续断各6克,炙甘草3克。水煎服,每日1剂,分3次服用。本方适用于肾气虚所致习惯性流产。

【黄芪续断汤】黄芪30克,菟丝子、川续断各12克,阿胶10克。水煎服。

产后血晕

[病症陈述] 产后血晕是产科病症之一，表现为产妇分娩后突然头晕目眩，不能起坐，或心胸满闷，恶心呕吐等。产后血晕多由于产妇素体气血虚弱，加之生产时产程过长，失血过多，气随血脱。

【材料准备】

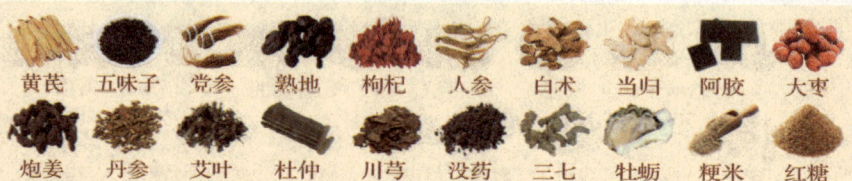

黄芪　五味子　党参　熟地　枸杞　人参　白术　当归　阿胶　大枣
炮姜　丹参　艾叶　杜仲　川芎　没药　三七　牡蛎　粳米　红糖

【食疗偏方】

【黄芪粥】黄芪20克，粳米50克。黄芪煎水，去渣留汁，粳米熬粥，熟后加入药汁和适量红糖，再稍炖即可，每日2次。

【五味子大枣人参汤】五味子50克，大枣10枚，人参12克，水煎共煮。取药汁加红糖适量，温服，每日1剂。本方适用于气虚型血晕。

【中药偏方】

【党参枸杞汤】党参12克，黄芪18克，白术、阿胶各6克，熟地黄、杜仲各9克，当归5克，炮姜、艾叶各3克，枸杞10克。水煎，每日1剂，分2次服。

【当归牡蛎汤】当归12克，川芎、炒丹参、没药各9克，三七（吞服）5克，牡蛎30克。水煎服，每日1剂，分2次服。

产后腹痛

[病症陈述] 产后腹痛指的是产妇产后小腹疼痛，多见于初产妇，由于分娩时失血过多，冲任空虚，胞脉失养，或因血少气弱，运行无力，以致血流不畅，迟滞而痛。腹部疼痛剧烈，而且拒绝触按，按之有结块。

【材料准备】

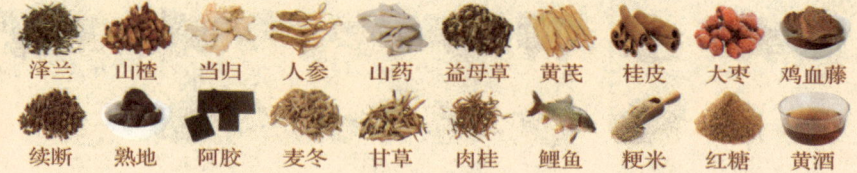

泽兰　山楂　当归　人参　山药　益母草　黄芪　桂皮　大枣　鸡血藤
续断　熟地　阿胶　麦冬　甘草　肉桂　鲤鱼　粳米　红糖　黄酒

【食疗偏方】

【鲤鱼膏】鲤鱼200克，洗净，加水适量，文火熬成胶冻状。每次60克，黄酒冲化，温服，每日2次。本方适用于产后血瘀腹痛。

【泽兰粥】泽兰30克，红糖适量，粳米50克。先煎泽兰，去渣取汁，入米煮粥，空腹食用。本方适用于产后瘀滞腹痛。

【中药偏方】

【山楂益母汤】炒山楂20克，当归15克，益母草10克，黄芪15克，鸡血藤10克，大枣10克，桂皮9克。水煎服，每日1剂，分2次服用。

【人参麦冬汤】当归、山药、续断、熟地各15克，阿胶9克，人参6克，麦冬15克，肉桂3克，甘草6克。水煎服，每日1剂，分2次服用。

产后恶露不绝

[病症陈述] 产后恶露不绝是指产妇分娩后恶露持续20日以上仍淋漓不断者，称为"恶露不绝"。本病症主要是由冲任失调，气血运行失常所致。它有虚、实之分，虚即恶露色淡、质稀、无臭味、小腹软而喜按。

【材料准备】

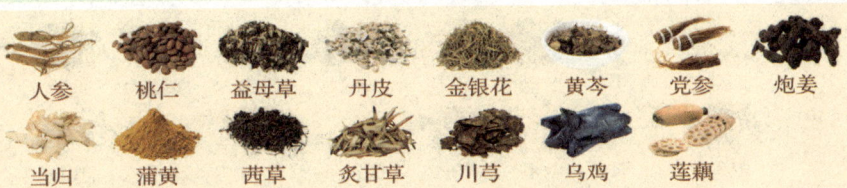

人参　桃仁　益母草　丹皮　金银花　黄芩　党参　炮姜
当归　蒲黄　茜草　炙甘草　川芎　乌鸡　莲藕

【食疗偏方】

【人参乌鸡汤】人参10克，乌鸡1只，将人参浸软切片，装入鸡腹，放入砂锅内，加盐，隔水炖至鸡烂熟，食肉饮汤，每日2次。

【桃仁莲藕汤】桃仁10克，莲藕250克，盐少许。桃仁、莲藕洗净切碎，加水煮，以盐调味，饮汤食藕。本方适用于恶露不绝、排出不畅。

【中药偏方】

【金银花益母草汤】金银花、益母草各15克，黄芩、丹皮、蒲黄、茜草各10克，党参12克。水煎服，每日1剂，分2次服。

【当归川芎汤】当归24克，炙甘草1.5克，桃仁10克，川芎9克，炮姜1.5克。水煎服，每日1剂。本方适用于产后恶露不绝。

产后汗证

[病症陈述] 产后汗证包括产后自汗和产后盗汗两种。产妇于产后出现涔涔汗出，持续不止者，称为"产后自汗"；若寐中汗出湿衣，醒来即止者，称为"产后盗汗"。本病主要病因为产后耗气伤血，气虚阳气不固。

【材料准备】

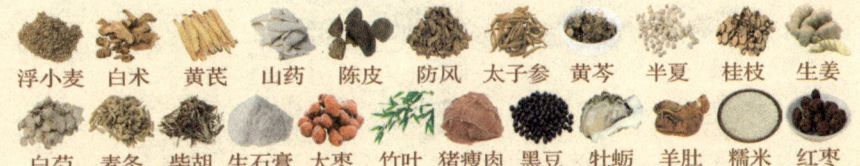

浮小麦　白术　黄芪　山药　陈皮　防风　太子参　黄芩　半夏　桂枝　生姜
白芍　麦冬　柴胡　生石膏　大枣　竹叶　猪瘦肉　黑豆　牡蛎　羊肚　糯米　红枣

【食疗偏方】

【小麦瘦肉汤】猪瘦肉50克，浮小麦30克，黑豆30克。猪瘦肉洗净切块，加入浮小麦与黑豆煮熟，吃肉和豆，喝汤，每日1剂。

【羊肚粥】羊肚1个，洗净；糯米60克，浸透后与10克红枣同放羊肚内，缝好口，放盆内隔水炖热，佐餐食用。本方对产后盗汗有效。

【中药偏方】

【白术防风散】生黄芪、生牡蛎、山药各12克，白术、陈皮各6克，防风3克。上药研末，每日2次，每次3克。本方适用于产后汗证者。

【桂枝石膏汤】桂枝、白芍、麦冬各10克，柴胡、黄芩、半夏、竹叶各7克，太子参5克，生石膏15克，生姜3片，大枣4枚。水煎服，分2次服。

产后缺乳

[病症陈述] 缺乳又称为"乳汁不行"、"乳汁不下",是指妇女分娩3天以后即哺乳期间,乳汁分泌过少或全无乳汁的疾患。缺乳的程度和情况各不相同。常因气血虚弱或气滞血瘀引起。

【材料准备】

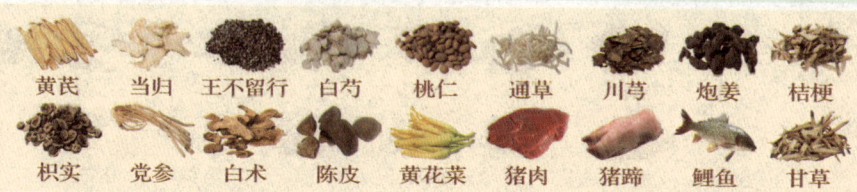

黄芪　当归　王不留行　白芍　桃仁　通草　川芎　炮姜　桔梗
枳实　党参　白术　陈皮　黄花菜　猪肉　猪蹄　鲤鱼　甘草

【食疗偏方】

【黄花菜瘦肉汤】黄花菜100克洗净,150克猪肉洗净切丝;锅内加水,下入所有材料和姜片同煮,最后加盐、味精调味即可。每日1剂。

【猪蹄鲤鱼汤】猪蹄1只,鲤鱼1尾,通草15克。活鲤鱼处置干净,猪蹄洗净,同通草共煮。吃肉饮汤,每日2次。本方适用于产后缺乳。

【中药偏方】

【黄芪桔梗汤】黄芪50克,当归20克,王不留行、白芍各15克,川芎、桃仁、炮姜、焦枳实各10克,桔梗、甘草各5克。水煎服,每日1剂。

【黄芪通草汤】炙黄芪12克,党参、炒白术、当归、王不留行各10克,川芎、通草、陈皮各6克。水煎服,每日1剂,分3次服用。

回乳

[病症陈述] 回乳又称为"回奶",是指给小孩断奶后让乳房不再分泌乳汁。一般情况下,妇女分娩后,婴儿不需要哺乳奶汁时,此时奶汁迟迟不退,会引发乳房胀疼,有时严重的还会导致乳腺炎,此时就需要回乳。

【材料准备】

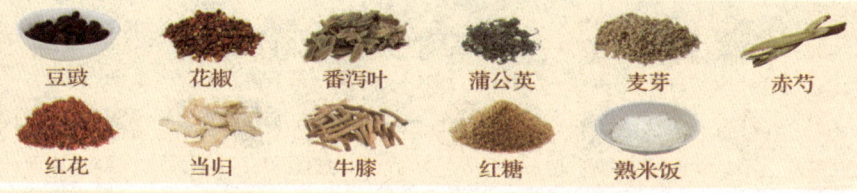

豆豉　花椒　番泻叶　蒲公英　麦芽　赤芍
红花　当归　牛膝　红糖　熟米饭

【食疗偏方】

【豆豉炒饭】豆豉60克,食油、熟米饭适量。锅内放油待热,先炒豆豉后下米饭,炒熟即可。本方适用于回乳后产生的乳房胀痛。

【花椒饮】花椒20克,红糖80克。花椒加水400毫升,浸泡4小时后煎至250毫升,捞去花椒,加入红糖一次服下,连服3天。

【中药偏方】

【麦芽粉】麦芽100克,洗净晾干,干炒至焦脆,研成粉末。用开水送服,每次25克。本方适用于下气回乳。

【番泻蒲公英茶】番泻叶3克,蒲公英30克。泡茶饮用。

【红花赤芍汤】红花、当归、赤芍、牛膝各15克,炒麦芽60克。水煎服。

产后体虚

[病症陈述] 体虚是孕妇产后最常见的不适症状。出现产后虚弱的原因是产妇在怀孕生产期间消耗过多的能量、体力及营养补充不足，导致产妇身体机能低下，免疫抵抗力下降。

【材料准备】

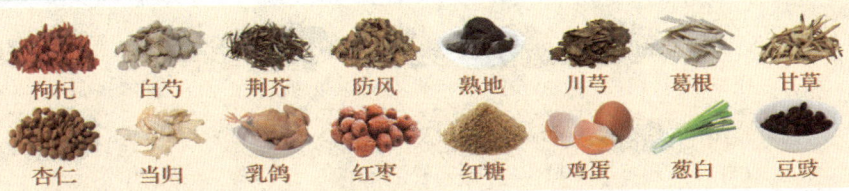

枸杞　白芍　荆芥　防风　熟地　川芎　葛根　甘草
杏仁　当归　乳鸽　红枣　红糖　鸡蛋　葱白　豆豉

【食疗偏方】

【枸杞炖乳鸽】 乳鸽1只，处置干净；枸杞30克洗净，共入锅煮熟，加盐调味即可，本方适用于产后体虚者。

【红枣煮鸡蛋】 鸡蛋2个，红枣10枚，红糖适量。锅内水沸打入鸡蛋，水再沸时下入红枣及红糖，文火煮20分钟即可。

【中药偏方】

【荆芥白芍汤】 荆芥10克，防风10克，当归15克，熟地10克，川芎12克，白芍15克，葛根12克，豆豉10克，甘草6克，葱白12克，杏仁10克。水煎服，每日1剂。本方适用于产后体虚出现的感冒。

产后抑郁

[病症陈述] 产后抑郁症是指产妇在分娩后出现的抑郁障碍。其表现与其他抑郁障碍相同，情绪低落、快感缺乏、悲伤哭泣、过度忧虑、胆小害怕、烦躁不安、易激惹发火，严重时失去生活自理和照顾婴儿的能力。

【材料准备】

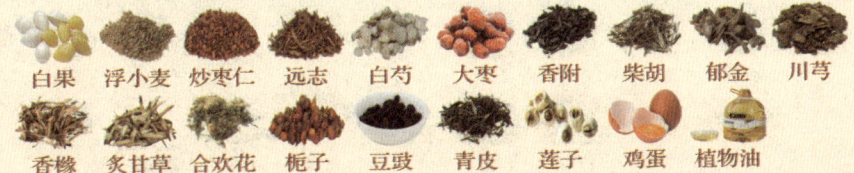

白果　浮小麦　炒枣仁　远志　白芍　大枣　香附　柴胡　郁金　川芎
香橼　炙甘草　合欢花　栀子　豆豉　青皮　莲子　鸡蛋　植物油

【食疗偏方】

【莲子粉煎鸡蛋】 莲子、白果各20克，鸡蛋3个，盐3克，味精2克，植物油35毫升。莲子、白果去心，烘干，研成细粉；鸡蛋打入碗中。将莲子、白果粉同放入鸡蛋碗中，加入盐、味精搅匀。炒锅置武火上烧热，加入植物油，烧热时下入鸡蛋，两面煎成金黄色时即可。

【中药偏方】

【郁金小麦汤】 浮小麦30克，酸枣仁15克，远志、香附、柴胡、郁金、香橼、炙甘草各10克，大枣5枚。水煎服，每日1剂，分2次服。

【柴胡郁金汤】 柴胡、白芍、合欢花各15克，郁金、川芎、栀子各10克，香附12克，豆豉30克，青皮8克。水煎服，每日1剂，早晚分服。

产后肥胖

[病症陈述] 产后肥胖是由于女性怀孕期间体内激素的增加，和产后身体情况所产生的落差，而导致激素分泌的紊乱，新陈代谢减慢，从而导致产妇体重的增加。

【材料准备】

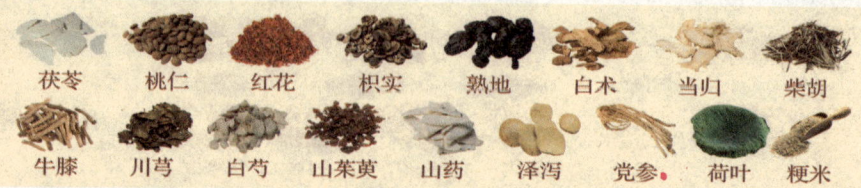

茯苓　桃仁　红花　枳实　熟地　白术　当归　柴胡
牛膝　川芎　白芍　山茱萸　山药　泽泻　党参　荷叶　粳米

【食疗偏方】

【白茯苓粥】茯苓磨成粉。每次取茯苓粉15克，粳米60克，煮粥即可。本方适用于产后肥胖。

【荷叶饮】鲜荷叶适量，洗净后切碎晒干，每天取10克泡茶。本方适用于产后肥胖。

【中药偏方】

【桃仁红花汤】桃仁10克，红花9克，枳实12克，当归10克，柴胡10克，牛膝10克，川芎6克，赤白芍各10克。水煎，每日1剂，分2次服。

【熟地泽泻汤】山茱萸10克，山药15克，熟地、茯苓、泽泻、党参、白术各12克。水煎服，每天1剂，分2次服用。

产后小便不通

[病症陈述] 产后小便不通是指产后以排尿困难、少腹胀痛，甚则小便闭塞不通为主要临床表现的一种病症。如不及时治疗或治疗不当，容易招致不良后果，因水道闭塞，水气上侵脾胃，为胀为呕。

【材料准备】

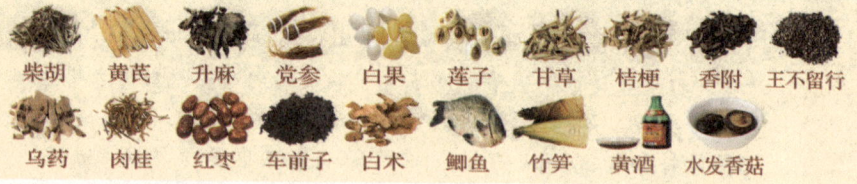

柴胡　黄芪　升麻　党参　白果　莲子　甘草　桔梗　香附　王不留行
乌药　肉桂　红枣　车前子　白术　鲫鱼　竹笋　黄酒　水发香菇

【食疗偏方】

【鲜菇蒸鲫鱼】鲫鱼1条，笋肉25克，水发香菇5只，调料适量。将笋肉、香菇分别洗净，切片；鲫鱼处置干净，用黄酒、盐、胡椒粉腌渍20分钟，取出置碗内。鱼身中间摆放香菇片，两头平列笋片，加黄酒少许，葱段、姜片、味精适量，上屉蒸1小时，至鱼熟烂，拣去葱姜即可。

【中药偏方】

【升麻黄芪汤】黄芪30克，升麻、白术各15克，柴胡、桔梗、香附、红枣、乌药各10克，肉桂5克，甘草8克。水煎服，每日1剂。

【党参肉桂汤】党参25克，莲子10克，白果10克（捣碎），甘草3克，车前子10克（包煎），肉桂1克，王不留行10克。水煎服，每日1剂。

乳痈

[病症陈述] 乳痈是发生于乳房部的急性化脓性疾病。是指乳房红肿疼痛，乳汁排出不畅，以致结脓成痈的急性化脓性病症。多发于产后哺乳的产妇，尤其是初产妇更为多见。

【材料准备】

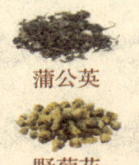
蒲公英　白参　乳香　大黄　蜂房　蜂蜜
野菊花　莲子　没药　粳米　冰糖

【食疗偏方】

【蒲公英粥】鲜蒲公英100克，洗净切碎，水煎取汁，加入100克粳米同煮为稀粥。加少许盐调味即可，每日分3次稍温服食。

【白参莲子汤】白人参10克，泡发；莲子15克，泡发，再加入30克冰糖，隔水蒸1小时，吃莲肉喝汤。本方适用于乳痈溃后久不合口。

【中药偏方】

【乳香没药膏】乳香、没药、大黄、蜂房各10克，蜂蜜适量。前4味药混合研细末，加蜂蜜调成膏状，敷于乳房结块处，每天换药1次。

【蒲公英野菊花饮】蒲公英30克，野菊花60克。水煎取汁。将上药汁分2次饭后温服，药渣外敷患处每日2次。本方适用于乳痈。

乳腺炎

[病症陈述] 乳腺炎是指乳房部位发生的一种急性化脓性疾病，多发生于产后3～4周的妇女，尤其是初产妇多见。初期患者有发热恶寒，患侧乳房红、肿、热、痛。多因乳头破裂。

【材料准备】

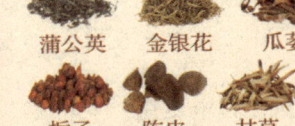
蒲公英　金银花　瓜蒌　牛蒡子　连翘　柴胡　黄芩　花粉
栀子　陈皮　甘草　王不留行　路路通　皂角刺　猪蹄　粳米　金针菜

【食疗偏方】

【蒲公英银花粥】蒲公英60克，金银花30克，粳米50克。先煎蒲公英、金银花，去渣取汁，再加入粳米煮粥食用。每日1剂。

【金针菜炖猪蹄】金针菜20克，泡发撕成丝；猪蹄1只，处理干净；共炖食，加盐调味即可。每日1剂。本方适用于乳腺炎。

【中药偏方】

【瓜蒌花粉汤】瓜蒌、牛蒡子、栀子、连翘、花粉各12克，金银花15克，黄芩、柴胡、陈皮各10克，甘草8克。水煎服，每日1剂。

【银花柴胡汤】蒲公英、金银花各25克，柴胡15克，皂角刺、青陈皮、王不留行各10克，路路通12克。水煎服，每日1剂。

乳头破裂

[病症陈述] 产后乳头破裂是指乳头及乳晕部裂口，疼痛，揩之出血或流黏水。多因乳头皮肤纤弱，又受到机械性的刺激，或局部不清洁，或乳汁过少，乳头凹陷、过短，授乳方法不当，婴儿用力吮吸所致。

【材料准备】

甘草、蒲公英、丁香、冰片、山药、五倍子、白及、金银花、白矾、苦参、红花、鲜马齿苋、白鲜皮、天花粉、豆腐、薏米、赤小豆、海带、绿豆、糯米、红糖、鸡蛋、白糖

【单方验方】

【单方1】 取鸡蛋1枚，连壳煮熟，取蛋黄放在勺中，用文火熬炼出油，以蛋黄油外涂患处。每日2次。使用期间尽量减少哺乳次数。

【单方2】 鲜卤豆腐适量，将豆腐切片，敷在乳头上，干后即换。本方对乳头破裂引起的发炎有较好的疗效。

【单方3】 蒲公英100克，水煎2次后混合煎液，继续煎煮浓缩成稀膏状，使用时用棉棒蘸药外涂患处。

【验方1】 丁香30克，冰片3克。将上药共研为粉末，用香油调敷患处。用药期间需停止哺乳。

【验方2】 炒山药、五倍子各10克，将2药共研为细面，用香油调涂患处。1日3次。对乳头皲裂、疼痛难忍、久治不愈者效果好。

【验方3】 白及10克，金银花30克，白矾3克。先将白及、金银花水煎2次，混合后放入白矾，使其溶化即可。使用时用棉棒蘸药外涂患处。每日3~5次。

【食疗偏方】

【薏米红豆汤】 薏米30克，赤小豆15克，加水同煮至豆烂，酌加白糖，早晚分服。本方适用于乳头破裂。

【绿豆粥】 水发海带50克，切碎；绿豆30克，糯米适量，共煮粥，快熟时加入红糖、海带末调匀即可。

【马齿苋饮】 鲜马齿苋30~60克，水煎，每日分数次服用，并可配合外洗。本方适用于乳头破裂引发的炎症。

【中药偏方】

【苦参白及膏】 苦参15克，白及12克，红花、甘草各10克，白鲜皮18克。上药研末混匀，用凡士林调成软膏备用。先用无菌纱布蘸温水洗患处，每次15分钟，然后用乳润膏外擦患处，每日3次。本方适用于乳头破裂。

【天花粉调和膏】 天花粉30克，研成粉，用鸡蛋清调匀备用。用时将乳头用温开水洗净，涂上天花粉调和膏，每次哺乳前要洗净乳头。本方适用于乳头破裂。

第7章
男性易患疾病奇效偏方速查

● 男人为了家庭专注于事业而往往忽视了健康的隐患,他们对自己身体的种种不良反应及一些疾病的前兆缺乏认识,以至于在遭遇身体不良反应时,没有得到足够的重视,再加上受自身体质、生活习惯、外界环境以及心理压力等因素的影响,使得许多病症都悄无声息地袭击着看似健康的男人,最终"养痈成患"。本章介绍了22种常见的男性易发疾病,如阳痿、早泄、遗精、不育症等。为患者提供了便捷、易懂的偏方速查,让患者能更了解疾病,从而疗养疾病。

阳痿

[病症陈述] 阳痿的发病率占成年男性的50%左右，中医认为阳痿是阴阳平衡失调的结果，思虑忧郁、劳伤心脾，或饮食所伤等，以致宗筋弛纵，引起阴茎萎弱不起或临房举而不坚。

【材料准备】

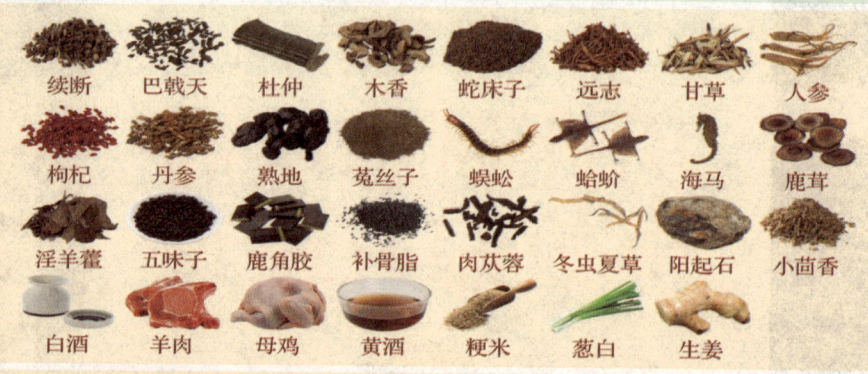

续断　巴戟天　杜仲　木香　蛇床子　远志　甘草　人参
枸杞　丹参　熟地　菟丝子　蜈蚣　蛤蚧　海马　鹿茸
淫羊藿　五味子　鹿角胶　补骨脂　肉苁蓉　冬虫夏草　阳起石　小茴香
白酒　羊肉　母鸡　黄酒　粳米　葱白　生姜

【单方验方】

【单方1】 鲜淫羊藿200克。将药物剪碎焙干，水煎服，开水泡亦可。每日3次。本方可壮阳，治阳痿。

【单方2】 海马适量，黄酒1盅。将海马炮炙研末，每次1～3克，每日3次，黄酒冲服。治肾虚阳痿、腰腿痛。

【验方1】 蜈蚣30条，甘草6克，小茴香3克。将上药共研为细末，每次服2克，每日1～2次。可治阳痿。

【验方2】 阳起石15克，白酒1500毫升。将阳起石研末，浸入白酒中，浸泡1日。每次50克或2酒杯饮服，每日3次。可治阳痿。

【食疗偏方】

【苁蓉粥】 肉苁蓉15克，精羊肉60克，粳米100克，葱白2根，生姜3片，精盐适量。生姜洗净切片；葱白洗净切段；羊肉洗净，入沸水中氽去血水，切块备用；粳米用清水淘洗干净，入锅加入适量清水，以大火煮沸，转小火熬煮为粥，五成熟时加入羊肉和肉苁蓉，继续煮至八成熟时加入姜片、葱白段，最后加盐调味即可。本方可滋肾益精，助阳滑肠。适用于肾阳虚衰所致的阳痿。

【炖虫草鸡】 取母鸡1只，处理干净，斩件；把鸡肉和10克冬虫夏草放入锅内加水炖一个半小时，待鸡肉熟烂时下盐和味精少许。吃肉饮汤，日服2次，可连续服食3～5天。对肾虚之阳痿、遗精有一定疗效。

【中药偏方】

【人参肉苁蓉】 人参30克，淫羊藿30克，肉苁蓉30克，枸杞30克。上药研细末，炼蜜为丸，每粒2克，每服1粒，每日2～3次。或用白酒1500毫升泡2周后，每服5～10毫升，每日2～3次。可补肾壮阳、强阴益精，可治阳痿阴冷。

【蛤蚧汤】 蛤蚧1对，海马、鹿茸各10克，丹参15克，枸杞50克，淫羊藿30克，五味子30克。将上药洗净后，放入2500毫升白酒中，浸泡7天后即可饮用。每晚睡前饮35毫升，2个月为1疗程。可治阳痿。

【补脾填精汤】 鹿角胶、淫羊藿、菟丝子各20克，熟地、续断、巴戟天、蛇床子各10克，补骨脂5克，杜仲15克，木香12克（后下），远志5克。水煎，分2次服，每日1剂。主治阳事委顿、精薄阴冷。

异常勃起症

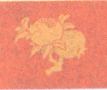

[病症陈述] 阴茎异常勃起症是指在无性刺激下阴茎持续性勃起并伴有疼痛的状态。本病65%原因不明，40%可能与下述病因有关：阴茎或会阴部损伤；盆腔肿瘤或感染；白血病；镰状细胞性贫血；脊髓损伤等。

【材料准备】

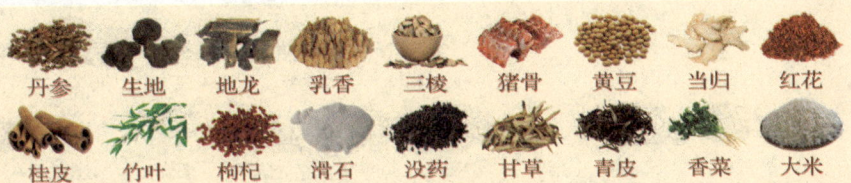

丹参　生地　地龙　乳香　三棱　猪骨　黄豆　当归　红花
桂皮　竹叶　枸杞　滑石　没药　甘草　青皮　香菜　大米

【食疗偏方】

【猪脚黄豆丹参汤】 猪骨400克，黄豆250克，丹参20克，桂皮10克，料酒5毫升，盐、味精各适量。煮汤食用。

【竹叶地黄粥】 竹叶、生地黄各适量，枸杞10克，大米100克，香菜少量，盐2克。煮粥食用。本方对肝火旺盛之阴茎异常勃起症有效。

【中药偏方】

【丹参地龙方】 丹参、地龙、滑石、三棱各20克，乳香、当归各15克，没药、甘草各10克，将以上药材煎水服用，每日1剂。

【青皮红花饮】 青皮10克，红花10克。煎煮取汁当茶频频饮用，或早晚2次分服。本偏方对血瘀引起的阴茎异常勃起有一定的疗效。

性欲减退

[病症陈述] 性欲减退是指男性在较长一段时间内，出现以性生活接应能力和初始性行为水平皆降低为特征的一种状态，表现为对性生活要求减少或缺乏，久治不愈可导致性功能障碍。

【材料准备】

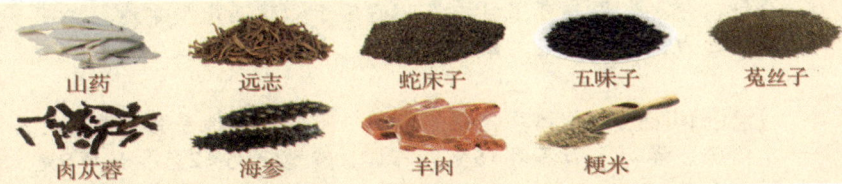

山药　远志　蛇床子　五味子　菟丝子
肉苁蓉　海参　羊肉　粳米

【食疗偏方】

【海参粳米粥】 山药30克，去皮洗净切丁；适量海参处理干净，切片煮烂；粳米100克，洗净煮粥，快熟时加入山药丁和海参煮熟即可。

【苁蓉羊肉粥】 200克羊肉洗净切碎，粳米100克洗净；50克肉苁蓉切片后水煎去，药渣留药汁，与羊肉、粳米一起煮粥，加盐调味即可。

【中药偏方】

【蛇床子菟丝子方】 蛇床子末90克，菟丝子（取汁）150毫升。将2味药相合，外涂于阴茎上，每日5遍。可温肾壮阳，适用于性欲减退。

【肉苁蓉五味子方】 肉苁蓉、五味子、菟丝子、远志、蛇床子各等份。将药研成粉末，每日睡前空腹服6克，黄酒送服。可温肾助阳。

早泄

[病症陈述] 中医认为早泄是由于纵欲过度，或因犯手淫，致损伤精气，命门大衰；或思虑忧郁，损伤心脾；或恐惧过度，损伤肾气所致。在心理方面，也有可能由于精神紧张、心理阴影造成的早泄。

【材料准备】

龙眼肉、枸杞、茯苓、泽泻、猪苓、桂枝、细辛、知母、黄柏、芡实、当归、炒枣仁、柴胡、甘草、牡蛎、山药、金樱子、川楝子、生地、龙胆草、栀子、车前子、黄芩、菟丝子、韭菜子、五味子、熟地黄、沙苑子、桑螵蛸、生龙骨、莲须、珍珠母、甲鱼、鹌鹑、鱼鳔

【单方验方】

【单方】 20克鱼鳔先下油锅炸泡后，用清水浸发，除去火气。20克莲须洗净，装入纱布袋中，与鱼鳔同放于大瓷碗中，加清水400毫升，盖好隔水蒸熟，取出药纱袋，下精盐、味精，淋麻油，调匀。早晚各服1次，连服3～5天。适用于遗精、早泄。

【验方】 茯苓15克，泽泻15克，猪苓12克，桂枝6克，细辛6克。以上多味药材，分别洗净后水煎服，每日1剂。治早泄。

【食疗偏方】

【淮山龙眼炖甲鱼】 山药20克，龙眼肉20克，甲鱼1只。先用开水烫甲鱼，使其排尿；将甲鱼、山药、龙眼肉一起放入炖盅内，加适量水，隔水炖熟即可。喝汤吃肉，每周炖服1次。可补肾益精。

【杞子炖鹌鹑】 枸杞20克，鹌鹑2只。枸杞洗净备用，鹌鹑活杀，去头爪、皮毛、内脏，洗净。同置锅中，加黄酒、葱、姜，隔水清炖30分钟，分次食用。可温补中气。适用于心脾两虚型早泄、失眠多梦、身倦乏力、自汗健忘、面色不华者，有一定食疗效用。

【中药偏方】

【清肝利胆汤】 龙胆草、栀子柴胡、芡实、川楝子各10克，生地黄、车前子、泽泻、黄芩各15克，当归、金樱子各12克，甘草5克。水煎服，每日1剂。本方能清利肝胆湿热，佐以固摄肾精。主治阴虚火旺型早泄，症见性欲亢盛，易冲动紧张而早泄，烦躁易怒，小便黄赤，阴部湿痒等。

【温肾涩精汤】 菟丝子、韭菜子、茯苓、五味子、熟地黄、沙苑子各10克，桑螵蛸、生龙骨、生牡蛎各15克。水煎服，每日1剂。本方温补肾气，固肾涩精。主治阴茎勃起较缓慢、性交时阴器未接即泄、精液清冷稀薄、性欲淡漠、尿频且余沥不尽。

【知母黄柏汤】 知母、黄柏、芡实、莲须、酸枣仁、柴胡各10克，龙骨30克，牡蛎30克，珍珠母50克。水煎服。治早泄，症见舌尖边红，苔薄黄、脉弦或细数，或伴有头晕、耳鸣、心烦者。

遗精

[病症陈述] 发育成熟的男子，未经过性交，每月偶有1~2次梦中醒来有精液自行外泄，且无任何不适者，属正常生理现象，但若遗精频繁，每周达2次以上，严重影响到日常生活时，应视作是性功能方面的一种病态。

【材料准备】
五倍子　茯苓　龙骨　莲子　芡实　山药　白果
柴胡　密陀僧　海螵蛸　蛤蜊　山茱萸　人参　朱砂
鸡内金　川楝子　黄芩　核桃仁　丹皮　龙胆草　山栀子
生地黄　白芍　甘草　白酒　鸡蛋　红糖　五味子

【单方验方】

【单方1】五倍子6克，焙干，研细末。用患者的唾液调敷脐中，外用纱布覆盖，胶布固定，翌日早晨去掉，每晚1次，连用3~5次。治遗精。

【单方2】鸡内金适量，刷净后置瓦上，文火焙30分钟，待成焦黄色后研末过筛备用。用时取鸡内金粉3克，用热黄酒半杯搅匀。每日早晚开水送服，3日为1疗程。

【验方】五倍子120克，茯苓30克，龙骨15克。将以上药物共研成末，以面糊为丸，大小如绿豆。开水送服，每次服40粒，日服3次。

【食疗偏方】

【三味鸡蛋汤】鸡蛋1个，莲子（去心）、芡实、山药各9克，冰糖适量。将莲子、芡实、山药熬成药汤；加入鸡蛋煮熟，汤内再加入冰糖即可。吃蛋喝汤，每日1次。可补脾、益肾、固精安神。

【白果莲子粥】白果10枚，莲子50克。莲子加水煮熟，加入炒熟白果仁共煮粥，加白糖调味食用。可补肾壮阳，固精止遗。对男子肾阳亏损、肝肾精力不足所致的遗精有一定食疗效果。

【核桃烧酒】核桃仁60克，白酒、红糖各适量。先将核桃仁切细，与红糖同放碗内调匀，然后将烫热的白酒倒入盛有核桃仁的碗中。趁热一次用完。可补肾益精。对腰痛、遗精有一定食疗效果。

【中药偏方】

【海螵蛸五倍子方】密陀僧、五倍子各3克，海螵蛸4克。上药共研极细末，筛去粗末，备用。每晚临睡前，用少许撒龟头上，如果包茎，即用凡士林少许擦龟头上，微润后，再撒药末，其夜精可不遗。治遗精。

【蛤蜊散】蛤蜊300克，五味子100克，山茱萸50克。先煅蛤蜊，然后将其他药共研细末。每次服10克，每日2次，空腹温酒送服。可清热利湿、固肾止遗。治遗精。

【人参山药粉】人参30克，山药30克，龙骨100克，茯苓50克，朱砂5克。上药共研末。每服5克，日服2次。治少食畏寒而梦遗者。

【清肝泻火汤】丹皮、龙胆草、山栀子、川楝子、黄芩、柴胡各10克，生地黄、白芍各15克，甘草6克。水煎服，每日1剂。

血精

[病症陈述] 血精是男性生殖系统疾病之一，其主要症状是性交时射出红色精液，多见于现代医学的精囊炎，临床较为少见。中医认为，血精多由于病人肾阴不足，相火偏旺，迫血妄行。

【材料准备】

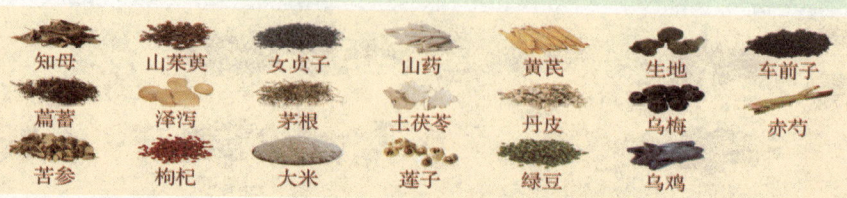

知母　山茱萸　女贞子　山药　黄芪　生地　车前子
萹蓄　泽泻　茅根　土茯苓　丹皮　乌梅　赤芍
苦参　枸杞　大米　莲子　绿豆　乌鸡

【食疗偏方】

【绿豆枸杞粥】大米、绿豆各40克，枸杞5克，煮粥食用。清热解毒、收敛止血、抗菌消炎、消肿、凉血止血，对血精有很好的食疗效果。

【莲子茅根炖乌鸡】萹蓄、土茯苓、茅根各15克，莲子50克，乌鸡肉200克，盐适量。本方适宜血精患者食用。

【中药偏方】

【生地丹皮方】生地、女贞子、山药各15克，丹皮、泽泻、知母各12克，山茱萸10克，黄芪24克，乌梅9克。水煎服。可治疗血精症。

【车前赤芍方】车前子15克，赤芍、丹皮、苦参、泽泻各10克，以上多味药共入锅，水煎服。每日1剂，分2次服用。

无精症

[病症陈述] 无精指的是连续3次以上精液离心沉淀检查，均发现没有精子，一般可分为原发性无精症和梗阻性无精症两种。主要症状为：精液稀薄如水，精子数量低于正常水平，甚至没有精子分泌。

【材料准备】

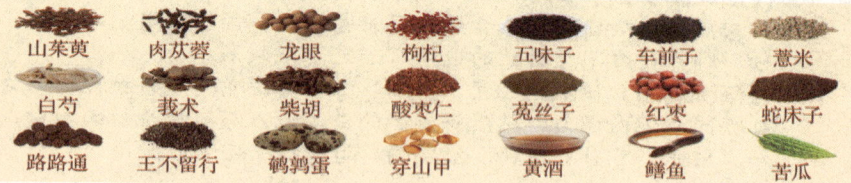

山茱萸　肉苁蓉　龙眼　枸杞　五味子　车前子　薏米
白芍　莪术　柴胡　酸枣仁　菟丝子　红枣　蛇床子
路路通　王不留行　鹌鹑蛋　穿山甲　黄酒　鳝鱼　苦瓜

【食疗偏方】

【菟丝子煲鹌鹑蛋】菟丝子9克，红枣、枸杞各12克，鹌鹑蛋（熟）400克，黄酒1克，盐适量。煮食。本方适用于肾虚引起的少精无精。

【鳝鱼苦瓜枸杞汤】鳝鱼300克，苦瓜40克，枸杞10克，高汤适量，盐少许。煮汤食用。本方对气血亏虚引起的少精无精有所改善。

【中药偏方】

【补肾填精汤】取蛇床子、五味子、路路通、白芍各15克，穿山甲、王不留行、薏米各30克，莪术、柴胡各12克，车前子、酸枣仁粉各10克。水煎服，每日1剂，睡前顿服，15天为1疗程。

【茱萸苁蓉汤】山茱萸、肉苁蓉、龙眼各20克。煎水服用。

不射精症

[病症陈述] 不射精症是指具有正常的性欲，阴茎勃起正常，能在阴道内维持勃起及性交一段时间甚至很长时间，但无性高潮出现，且不能射精。中医认为此病是淫欲过度、房事不节，导致肾阴亏损。

【材料准备】

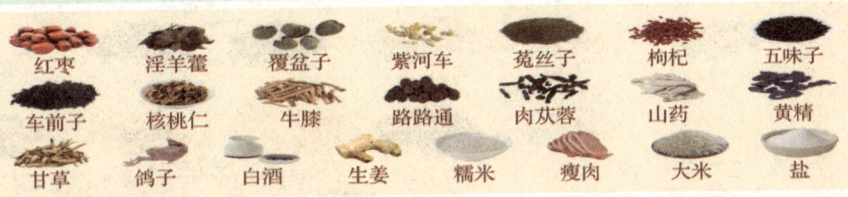

红枣　淫羊藿　覆盆子　紫河车　菟丝子　枸杞　五味子
车前子　核桃仁　牛膝　路路通　肉苁蓉　山药　黄精
甘草　鸽子　白酒　生姜　糯米　瘦肉　大米　盐

【食疗偏方】

【核桃生姜粥】 核桃仁15克，生姜5克，红枣10克，糯米80克，盐2克，姜汁适量。煮粥食用。本方可治疗肾阳虚衰、不射精等症。

【鸽子瘦肉粥】 鸽子1只，瘦肉100克，大米80克，调味料适量。煮粥食用。本方可补肝壮肾、益气补血，对肾虚引起的不射精症有疗效。

【中药偏方】

【淫羊藿酒】 淫羊藿60克、白酒500毫升。将淫羊藿洗净，控干水分；将淫羊藿浸泡在酒瓶内，封口，3周后即可饮用。每晚睡前饮1小盅。

【菟丝子覆盆子方】 菟丝子、覆盆子、枸杞、五味子、紫河车、车前子、牛膝、路路通、肉苁蓉各10克，山药、黄精各30克，甘草5克，水煎服。

附睾炎

[病症陈述] 附睾炎是男性生殖系统非特异性感染中的常见疾病，多见于中青年。当各种原因导致自身抵抗力降低时，病原菌可以趁机侵入附睾引发炎症。表现为阴囊部位突然性疼痛，附睾肿胀，触痛明显。

【材料准备】

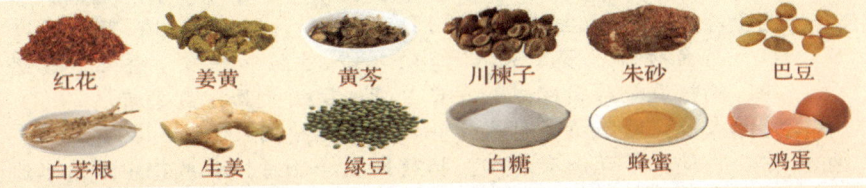

红花　姜黄　黄芩　川楝子　朱砂　巴豆
白茅根　生姜　绿豆　白糖　蜂蜜　鸡蛋

【食疗偏方】

【绿豆汤】 绿豆100克，洗净后泡发1小时，放入锅中，加入适量清水，大火煮沸后转小火，熬煮成粥，加入适量白糖，调匀即可。

【生姜外敷方】 取适量老生姜，洗净后切薄片，取6片外敷患侧的阴囊。再用纱布盖上，整个兜起阴囊。每天更换姜片1~2次。

【中药偏方】

【白茅根汤】 白茅根100克，鸡蛋1个。煎汤，浸洗患部。清热祛湿。

【红花黄芩散】 红花、姜黄、黄芩、川楝子各5克，朱砂3克，巴豆6克，蜂蜜适量。上6味药研成细末，过筛，用蜂蜜调成糊状，外敷，每日1次，能消炎止痛。

睾丸炎

[病症陈述] 成人感染多由于附睾炎直接蔓延至睾丸或经血行感染所致，临床上常称附睾——睾丸炎，病原主要是大肠杆菌、葡萄球菌和链球菌。儿童急性睾丸炎常由流行性腮腺炎病毒引起。

【材料准备】败酱草、白茅根、灯芯草、瞿麦、石韦、盐、土茯苓、滑石、益智仁、橘核、大枣、韭菜子、小茴香、杭菊花、鱼腥草、黑胡椒、茄子、萝卜、大蒜、猪瘦肉、田螺、仙人掌花、生姜、菜心、蜂蜜、葱白

【单方验方】

【单方】黑胡椒7粒，捣烂，用适量白面调成糊状，摊抹在布上。贴在会阴处，以胶布固定，一贴即愈。

【验方1】败酱草15克，白茅根12克，灯芯草6克，瞿麦12克，石韦15克，土茯苓10克，滑石15克，益智仁30克。水煎分2次服，每日1剂。20天为1个疗程。能清毒生精，适用于睾丸炎。

【验方2】韭菜子、小茴香各30克，共研细末，以蜂蜜少许调为丸。每丸9克，早晚各服1丸。本方温补肾气，驱散寒邪。

【食疗偏方】

【菊花茄子羹】杭菊花40克，茄子、调味品各适量。将菊花加水煮沸30分钟左右，去渣取汁。茄子洗净，切成斜片，放入烧热的素油锅内翻炒至快熟时，调入葱、姜、淀粉和菊花汁，翻炒片刻，滴些麻油即可，每日1剂。对睾丸炎有食疗作用。

【鱼腥草拌萝卜】鱼腥草、萝卜、调味品各适量。将鱼腥草、萝卜择洗干净，切段；生姜洗净，切丝；大蒜洗净，切粒；葱白洗净，切粒。将鱼腥草、萝卜放入盘中，纳入姜丝、蒜粒、香油、食醋、酱油、鸡精适量拌匀即成，每日2剂。适用于睾丸炎患者。

【仙人掌花瘦肉汤】仙人掌花15克，猪瘦肉100克，盐5克，葱、姜适量。将仙人掌花洗净切细，猪瘦肉洗净切片，放入锅中加清水适量煮沸，调入葱、姜，煮至猪肉熟后，下仙人掌花、食盐煮沸即可。

【中药偏方】

【橘核大枣末】橘核、大枣（去核）适量。每一枣内包6个橘核，放在炉边焙干为末。每次服9克，早晚空腹黄酒送下。消坚破滞，可用于治疗睾丸大小不同，睾丸肿痛、偏坠等。

【生姜外敷法】将姜洗净后。每次用8~10片外敷于患侧阴囊，以纱布将阴囊兜起，每日更换1次。可解毒消炎，用于治疗急性睾丸炎。

【菜心外敷法】菜心嫩苗50克，食盐1克，活田螺3个，共捣烂，即敷在局部，用绷带包扎3小时后取下，每日1次，本方对治疗睾丸炎有很好的疗效。

睾丸肿大

[病症陈述] 前列腺炎、睾丸炎、附睾炎等病症都可引发睾丸肿大，有明显的压痛感，阴囊皮肤红肿。还会伴有射精痛、血精、早泄、阳痿以及乏力、头晕、失眠和忧郁等神经功能紊乱的症状。

【材料准备】

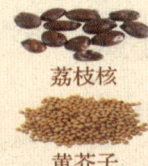
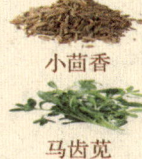
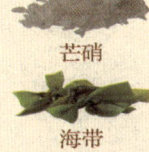
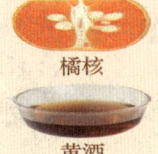
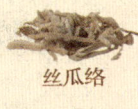

荔枝核　小茴香　芒硝　橘核　丝瓜络
黄芥子　马齿苋　海带　黄酒

【食疗偏方】

【丝瓜络】 丝瓜络15克，焙干研为细末。用120毫升河水，和100毫升黄酒煮沸，将丝瓜络末1次冲服。然后盖被子发汗。可治睾丸肿大。

【双核海带汤】 海带、荔枝核、橘核各15克，小茴香6克，水煎分3次服，每日1剂。适用于睾丸肿痛。

【中药偏方】

【黄芥子糊】 黄芥子6~15克，研为细末，用新冷水调成糊状，涂于小口径的茶杯里面，将茶杯扣在大腿根内边2~3小时即可。

【马齿苋芒硝方】 马齿苋、芒硝各30克，水煎，保温坐浴，每日2次，每次15分钟。

尿频

[病症陈述] 通常成人白天排尿4~6次，夜间0~2次，次数明显增多称尿频。这是一种症状，并非疾病。由于多种原因可引起小便次数增多，但无疼痛，又称小便频数。尿频的原因包括神经精神因素，病后体虚等。

【材料准备】

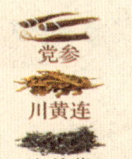
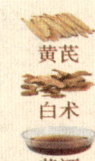
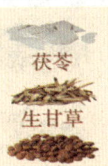
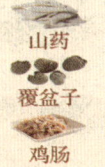
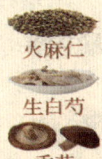
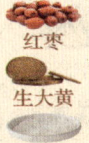
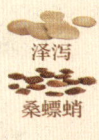

党参　黄芪　茯苓　山药　火麻仁　红枣　泽泻
川黄连　白术　生甘草　覆盆子　生白芍　生大黄　桑螵蛸
车前草　黄酒　杏仁　鸡肠　香菇　冰糖

【食疗偏方】

【鸡肠炒酒】 鸡肠1~2条，黄酒适量。鸡肠洗净切段，油炒将熟，加入黄酒1汤匙及少许盐食用。主治夜尿多。

【香菇红枣汤】 香菇、红枣各40克，冰糖20克，加水共蒸熟，每日早晚各服食1次，连服食7~10天为一疗程。可治尿频。

【中药偏方】

【火麻仁覆盆子方】 火麻仁、覆盆子各15克，杏仁、生白芍各9克，生大黄6克，桑螵蛸12克。将上药水煎，分2次服，每日1剂。

【党参黄芪饮】 党参、黄芪各20克，生大黄、车前草、茯苓、山药、泽泻、川黄连、白术各10克，生甘草8克。水煎，分2次服，每日1剂。

125

尿出血

[病症陈述] 尿血是泌尿系统疾病的常见症状，多因湿热下注或脾肾不固引起，其主要症状为小便中混有血液甚至血块，出血量或多或少，小便呈淡红色、鲜红色或茶褐色。

【材料准备】

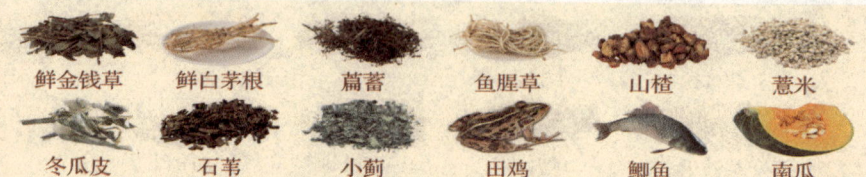

鲜金钱草　鲜白茅根　萹蓄　鱼腥草　山楂　薏米
冬瓜皮　石韦　小蓟　田鸡　鲫鱼　南瓜

【食疗偏方】

【南瓜田鸡汤】田鸡400克，处理干净，汆水；南瓜300克，去皮洗净，切块；共煮汤服用，加盐调味即可。

【薏米瓜皮鲫鱼汤】鲫鱼1条，处理干净；冬瓜皮60克；薏米30克；共煮汤服用，加盐调味即可。本方对湿热引起的尿痛、尿出血有效。

【中药偏方】

【金钱草茅根饮】鲜金钱草150克，鲜白茅根60克，洗净绞取浓汁服用，每日2次。适应于前列腺炎、尿道炎等引起的尿血。

【石韦小蓟饮】石韦、萹蓄各6克，鱼腥草9克，山楂12克，小蓟15克。水煎，分2次服用。可治尿痛、尿血。

小便赤涩

[病症陈述] 小便赤涩多因胞内有客热，入于膀胱，致水液不利，故见小便赤涩。暑月见汗多而小便赤涩，以盛暑外发为汗，津液不通，小便涩闭，则水不运下。

【材料准备】

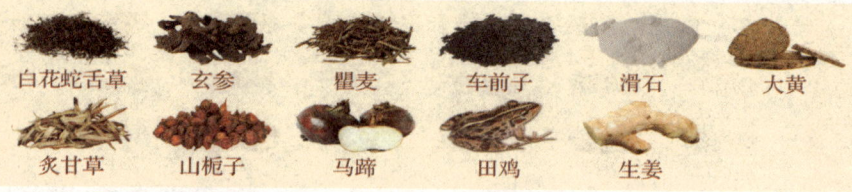

白花蛇舌草　玄参　瞿麦　车前子　滑石　大黄
炙甘草　山栀子　马蹄　田鸡　生姜

【食疗偏方】

【白花蛇舌草田鸡汤】田鸡2只，处理干净；白花蛇舌草30克，玄参15克，分别洗净；马蹄8个，洗净去皮；所有食材与3片生姜共放入瓦煲，加清水2000毫升，武火煲沸，改文火煲1小时，加盐即可。适用于小便赤涩等症。

【中药偏方】

【白花蛇舌草饮】每次用25克白花蛇舌草，加清水2500毫升，水煎30分钟后，去渣，分3次服，每日1剂。适用于尿道炎、小便赤涩。

【瞿麦车前子末】取瞿麦、车前子、滑石、山栀子、炙甘草、大黄（煨）各30克，上药共为粗末，每服6克，水煎去渣取汁，临睡前温服。

膀胱炎

[病症陈述] 膀胱炎是发生在膀胱的炎症,其临床表现有急性与慢性两种。前者发病突然,排尿时有烧灼感,并在尿道区有疼痛。有时有尿急和严重的尿频,女性常见。终末血尿常见,严重时有肉眼血尿和血块排出。

【材料准备】

车前子　白茅根　黄芪　芫荽　鸭跖草
生地　茵陈　黄连　鲜竹叶　车前草　红枣
薏米　苦参　荆芥　鲜百合　白糖　西葫芦
鸭肉　芦笋　冬瓜　瘦肉　砂糖　西红柿

【单方验方】

【单方1】 取茵陈、生地各30克一同放入锅内,加入适量的清水煎汤服用,每日1剂,可清热利尿。

【验方1】 车前子10克,白茅根8克,黄芪8克,砂糖10克。将车前子、白茅根、黄芪洗净,盛入锅中,加1500毫升水煮茶。大火煮开后,转小火续煮15分钟。煮好后捞出药渣加入砂糖即成。车前子、白茅根均有清热解毒、利尿消肿的功效,对膀胱炎有较好的疗效。

【验方2】 鸭跖草60克,车前草50克,芫荽15克。水煎2次,去渣,分2次服,服时加少量白糖。治膀胱炎、水肿。

【食疗偏方】

【芦笋蒸瘦肉】 取芦笋150克、瘦肉50克,一同放入盆内,根据个人口味加入葱、姜、味精等调味料,将盆放入蒸锅内蒸2小时即可,有防癌抗癌的作用。

【冬瓜薏米鸭】 冬瓜200克,鸭1只,红枣、薏米、苦参、荆芥、姜各10克,盐3克。煮汤食用。本品具有清热解毒、燥湿止痒、利水消肿的功效,适合湿热下注型膀胱炎患者食用。

【百合西葫芦】 西葫芦300克,鲜百合、西红柿各100克,白糖、盐、鸡精各适量。炒食。西葫芦可利尿通淋,西红柿能防癌抗癌,百合滋阴生津,三者合用,可治疗膀胱炎。

【蒲公英汤】 蒲公英絮不拘量,水煎,过滤后服。

【中药偏方】

【黄芪黄连饮】 黄芪、黄连各10克,水600毫升。黄芪、黄连盛入锅中,加水600毫升;以大火煮开,再转小火续煮20分钟,加入少许糖,取汤汁饮用。黄连能清热燥湿、泻火解毒,而黄芪能补气升阳、固表止汗、利尿消肿;两者结合具有清热、燥湿、泻火的功效。

【竹叶茅根饮】 鲜竹叶、白茅根各15克。鲜竹叶、白茅根洗净备用。将鲜竹叶、白茅根放入锅中,加水600毫升,煮开后转小火煮10分钟,滤渣即可饮用。竹叶可清热除烦、生津利尿、促进睡眠等功效,白茅根可清热利尿、凉血止血,可治疗膀胱炎。

前列腺炎

[病症陈述] 前列腺炎是指前列腺特异性和非特异性感染所致的急慢性炎症，从而引起排尿不适，后尿道、会阴、肛门处坠胀不适，下腰痛，性欲减退，射精痛，射精过早等症状，甚至可合并神经衰弱症等。

【材料准备】

当归、车前子、萹蓄、滑石、瞿麦、山栀、蒲公英、甘草、白茅根、芦根、干荷叶、枸杞、赤芍、川芎、生蒲黄、延胡索、乌药、泽兰、葱段、南瓜子、木通、赤小豆、五灵脂、制乳香、制没药、川牛膝、小茴香、益母草、盐、鸡精、薏米、淀粉、大米、冬瓜、芹菜、白菜、西红柿、高汤

【单方验方】

【单方】生南瓜子30克，将南瓜子去壳后嚼食。每日1剂。本方能驱虫、消炎、消肿。非常适合慢性前列腺炎患者食用。

【验方】取干荷叶、车前子、枸杞各5克分别洗净，一起放入锅中，加水煮沸后熄火，加盖闷泡10～15分钟，滤出茶渣后调入蜂蜜即可饮用，具有清热解暑、利尿消肿的功效，适合前列腺炎、尿路感染。

【食疗偏方】

【西红柿烩鲜贝】鲜贝200克，西红柿150克，葱段、鸡精各5克，盐3克，高汤、淀粉各10克。烩食。鲜贝和西红柿均富含锌，对男性前列腺炎有很好的食疗效果。

【冬瓜红豆汤】冬瓜200克，赤小豆100克，盐3克，鸡精2克。冬瓜去皮洗净，切块；赤小豆泡发洗净备用。锅入水烧开，放入赤小豆余至八成熟，捞出沥干水分备用。锅下油烧热，放入冬瓜略炒，加入清水，放入赤小豆，加盐、鸡精调味，煮熟装盘即可。本品清热利尿，且赤小豆中富含脂肪酸，对前列腺炎患者大有益处。

【白菜薏米粥】大米、薏米各50克，均泡发洗净，芹菜、白菜各适量，均洗净，切碎；锅置火上，倒入清水，放入大米、薏米煮至米粒开花。加入芹菜、白菜煮至粥稠时，调入盐拌匀即可。本品可清热利水、解毒排脓，患有前列腺炎的男性可经常食用。

【中药偏方】

【清热化湿汤】木通9克，车前子15克，萹蓄12克，滑石12克，瞿麦9克，山栀9克，蒲公英30克，甘草6克。水煎服，每日1剂。此方清热化湿，可治前列腺炎。

【双根赤豆饮】白茅根、芦根各50克，赤小豆30克。三者煎水饮用。可清热解毒，利尿消肿。适用于湿热型前列腺炎患者。

【化瘀利尿汤】赤芍、当归、川芎、五灵脂、生蒲黄各10克，延胡索、制乳香、制没药各12克，川牛膝、泽兰、益母草各15克，乌药9克，小茴香、甘草各6克。水煎服，每日1剂。

前列腺增生

[病症陈述] 前列腺增生又称前列腺肥大，属中医学"癃闭"的范畴。前列腺增生主要症状包括尿频、尿线变细、尿流无力、终末仍旧滴沥、排尿时间延长及充溢性尿失禁等。

【材料准备】

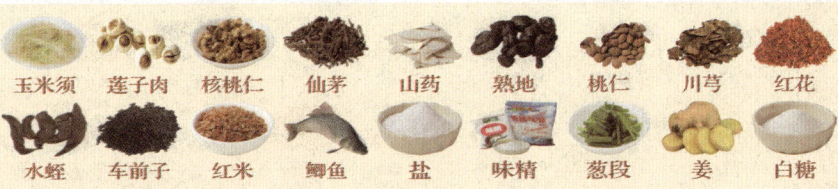

玉米须　莲子肉　核桃仁　仙茅　山药　熟地　桃仁　川芎　红花
水蛭　车前子　红米　鲫鱼　盐　味精　葱段　姜　白糖

【食疗偏方】

【玉米鲫鱼汤】鲫鱼450克，玉米须150克，莲子肉5克，盐少许，味精3克，葱段、姜片各5克。煮汤食用。清热利湿、利尿通淋。

【桃仁红米粥】核桃仁30克，红米80克，白糖3克。煮粥食用。活血散瘀、润肠通便、止咳平喘，对血瘀型前列腺增生有一定疗效。

【中药偏方】

【化瘀利便汤】桃仁、熟地各10克，川芎、红花各5克，水蛭3克。水煎服，每日1剂。可活血化瘀、通利小便，主治瘀血内阻型前列腺增生。

【化气行水汤】车前子、仙茅、山药各10克，水煎服，每日1剂。

阴囊肿痛

[病症陈述] 阴囊肿痛是指阴囊皮肤及其内含物（鞘膜睾丸、附睾和精索）有病变，或腹腔内容物（腹水内脏）等下降进入阴囊，致使阴囊体积增大、胀痛。阴囊肿痛是阴囊外科急症。

【材料准备】

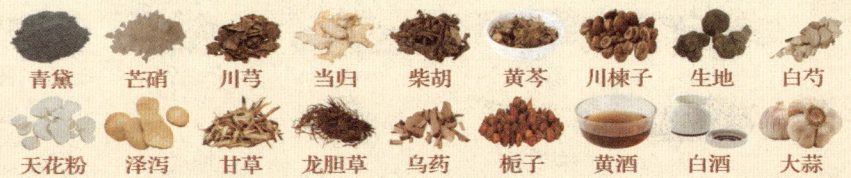

青黛　芒硝　川芎　当归　柴胡　黄芩　川楝子　生地　白芍
天花粉　泽泻　甘草　龙胆草　乌药　栀子　黄酒　白酒　大蒜

【食疗偏方】

【蒜酒剂】大蒜适量（根据食用者年纪，每岁1瓣），黄酒120克，白酒60克。先将大蒜去皮，洗净，与黄白酒一同放入碗中，上屉隔水内蒸熟。分3次服完。可驱寒活络、消肿解毒。对阴囊肿大有一定食疗功效。

【中药偏方】

【青芒散】取青黛30克，芒硝60克，把这两种药研成细末拌匀，再加入适量的面粉，用开水调和，敷在洗净的肿痛的阴囊上。

【青芒散】川芎、当归、柴胡、龙胆草、黄芩、川楝子、乌药各5克，白芍、天花粉各12克，生地15克，栀子8克，泽泻、甘草各3克。水煎服。

阴囊湿疹

[病症陈述] 阴囊湿疹是阴囊最常见的皮肤病，属于过敏反应，也是男子常见的性器官皮肤病，不是性传播性疾病。表现为阴囊表皮发红，长出密集分布的小丘疹，奇痒难耐。

【材料准备】

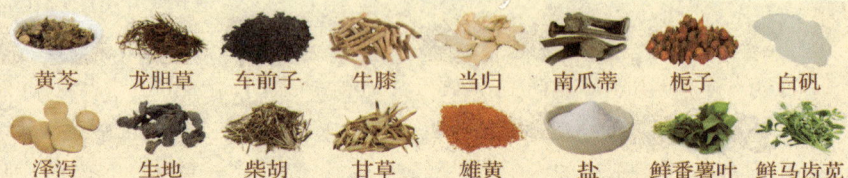

黄芩　龙胆草　车前子　牛膝　当归　南瓜蒂　栀子　白矾
泽泻　生地　柴胡　甘草　雄黄　盐　鲜番薯叶　鲜马齿苋

【食疗偏方】

【食盐番薯叶】 取适量鲜嫩番薯叶，洗净后切碎，加食盐适量，共捣烂，水煎后稍凉，但需趁热洗患处，洗后撒上滑石粉。

【南瓜蒂末】 取适量南瓜蒂晒干，然后烧炭研末，用香油将南瓜蒂炭拌匀，敷于患处。同时对治疗乳头破裂溃烂及乳癌也有一定的疗效。

【中药偏方】

【马齿苋白矾泥】 鲜马齿苋30克，白矾60克，雄黄6克，共捣烂如泥，敷于睾丸下，干时则换。

【龙胆泻肝汤】 龙胆草、甘草各10克，黄芩、泽泻、当归、生地、柴胡各15克，栀子12克，车前子20克，牛膝20克，每剂水煎，早晚温服。

阴茎肿大

[病症陈述] 阴茎肿大是男性特有的一种外科疾病。现代医学认为，阴茎肿大是由于阴茎肌肉伸缩性较大、毛细血管丰富、神经末梢敏感、内裤过紧、阴茎硬结症、阴茎纤维性海绵体炎、阴茎静脉炎等引起的。

【材料准备】

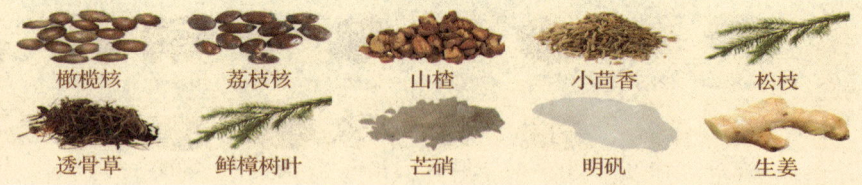

橄榄核　荔枝核　山楂　小茴香　松枝
透骨草　鲜樟树叶　芒硝　明矾　生姜

【食疗偏方】

【三核小茴香】 橄榄核（即青果核）、荔枝核、山楂核各等份，小茴香20克。将3种核烧灰存性，研成细末。小茴香加水煮汤，用汤送服核末。每日早晨空腹服10克，连服5天。本方能顺气，消肿，止痛。对阴囊肿胀疼痛有一定食疗功效。

【中药偏方】

【芒硝明矾液】 芒硝50克，明矾5克，用热水调化。用纱布浸药液后趁热敷在阴茎上，凉后换新。每天敷3~5次，每次大概10分钟。

【透骨草松枝方】 透骨草60克，鲜樟树叶、松枝各30克，生姜15克。共入锅加水煎汁，趁热先熏后洗患处。每晚1次，每次15分钟。

男性不育症

[病症陈述] 男性不育症是指夫妇婚后同居2年以上，未采取避孕措施而未受孕，其原因属于男方者，亦称男性生育力低下。引起男性不育的常见原因包括先天发育异常、遗传、精液异常、炎症、输精管阻塞等因素。

【材料准备】

菟丝子、车前子、五味子、葫芦巴、蛇床子、狗脊、党参、淫羊藿、生地、胡桃仁、枸杞、五加皮、杜仲、人参、仙茅、熟地、肉苁蓉、桑葚、女贞子、旱莲草、山药、熟首乌、山茱萸、牡丹皮、焙附子、覆盆子、韭菜子、金樱子、冰糖、龟肉、鱼鳔、猪腰

【单方验方】

【单方】鲜淫羊藿200克。将药物剪碎烧干，水煎服，开水泡亦可。每日3次。本方适用于男性不育症。

【验方】取淫羊藿250克、生地120克、胡桃仁120克、枸杞60克、五加皮60克，分别洗净放入纱布袋中，放入装有5000毫升的酒罐内浸泡，每日摇晃1次，7天后取饮。本方能补肾益精，对男性不育症有适当的功效。

【验方2】枸杞、女贞子、旱莲草、山药各15克，菟丝子、熟首乌各20克，肉苁蓉18克，山茱萸、牡丹皮各10克。水煎服。

【食疗偏方】

【龟肉鱼鳔汤】将150克龟肉处理干净，切块；鱼鳔30克，洗去腥味，切碎；将龟肉、鱼鳔同入砂锅，加适量水，武火烧沸后，用文火慢炖，待肉熟后，加入精盐、味精调味即可。可补益肾阳、滋阴。

【杜仲猪腰汤】取杜仲25克、猪腰1个，放入锅内，注入适量的水，加入葱、姜、料酒等调味料，以大火烧沸后转小火煮1小时，每周3次，有补益肝肾的作用。

【中药偏方】

【女贞子枸杞方】女贞子50克，枸杞30克，熟地、山药各100克。煎水服用。本品具有滋阴补肾，养胃除虚弱的功效，适合肾阴亏虚的男性不育症患者食用。

【人参枸杞汤】人参5克，枸杞15克，冰糖10克。煎水服。人参可大补元气、补脾益肺，生津止渴，安神益智；枸杞能清肝明目、补肾助阳。此品适宜不育症患者食用。

【温肾壮阳汤】菟丝子20克，车前子10克，五味子10克，枸杞20克，葫芦巴10克，蛇床子10克，桑葚15克，焙附子10克，淫羊藿10克，覆盆子10克，韭菜子10克。每日1剂，水煎，分2次服，连服10剂，继后每隔2天服1剂。本方温肾壮阳，滋补肝肾。

【补肾填精方】金樱子、菟丝子各30克，淫羊藿、枸杞各12克，熟地、川续断、狗脊、党参15克，仙茅10克，肉苁蓉15~20克。以上药材共水煎，每日1剂，分2次服。治肾虚精亏型不育症。

男性更年期综合征

[病症陈述] 女性更年期已为人们所熟知，而男性更年期常被人们所忽略。实际上，男女两性都要经过从成年过渡到老年这一阶段，持续出现疲倦、焦虑、易怒、健忘、性功能减退等症状。

【材料准备】

女贞子、何首乌、生地、淫羊藿、香附、柏子仁、合欢花、黄连、地榆、阿胶、鹿茸、山药、茯苓、红枣、莲子、灵芝、柴胡、香橼、郁金、浙贝母、白术、党参、菟丝子、吴茱萸、夜交藤、茯神、丹参、枸杞、红糖、乌骨鸡、大米、蜜枣、白糖、蜂蜜

【单方验方】

【单方1】 黄连12克，开水冲泡当茶饮。本方适用于心肾不交者。

【验方1】 女贞子12克，何首乌18克，生地15克，淫羊藿10克，水煎服。本方适用于脾肾阳虚型更年期综合征。

【验方2】 柏子仁15克，合欢花30克，水煎服。本方适用于心神不安的更年期综合征患者。

【验方3】 地榆20克，阿胶（烊化）10克，水煎服。本方适用于冲任不固者。

【食疗偏方】

【鹿茸山药乌鸡汤】 鹿茸5克，山药50克，乌骨鸡500克。将鹿茸、山药洗净；乌骨鸡洗净，斩件，放入沸水中煮5分钟，取出过冷水；把全部用料放入炖盅内，加适量水，盖好盖，隔水文火炖3小时，调味即可。可温肾壮阳、收敛涩精。

【茯苓莲子粥】 大米100克，茯苓、红枣、莲子各20克，白糖、红糖各适量。煮粥食用。可养心安神，增强记忆力，改善男性更年期综合征失眠、心悸等症状。

【中药偏方】

【灵芝蜜枣汁】 取灵芝9克，蜜枣8枚，一起放入砂锅中，加水烧沸，转文火续煮10分钟，捞起灵芝丢弃，留蜜枣及汁，加入蜂蜜，搅匀即可，吃枣喝汁，每日早、晚各1杯。本方具有宁心安神、益气补虚的功效。

【多味解郁方】 柴胡、香附、香橼各9克，郁金、浙贝母、白术各12克，茯苓、党参各15克，菟丝子10克，吴茱萸5克。水煎分3次服，每日1剂。本方可疏肝解郁，温振脾阳。用于治疗男性更年期综合征。

【柴胡香橼方】 柴胡、香橼各9克，郁金、白术、山药各12克，茯神、党参、丹参各15克，枸杞、夜交藤各10克，水煎服，每日1剂，分3次服用。本方具有疏肝健脾，益肾养心的功效。适用于治疗男性更年期综合征。

第8章

中老年人易患疾病奇效偏方速查

● 中老年时期，机体各部分的功能都普遍衰退，性功能不断衰退直到完全消失，此时即进入老年期。这时会产生一系列的生理变化，如头发花白、出现老年斑、皮肤皱纹多，骨质疏松，出现"骨刺"、"三高"等。由于老年体衰，抗病能力下降，因此许多疾病也接踵而来。本章参考了《黄帝内经》《本草纲目》等大量著名医学文献，列数了26种常见的中老年易发疾病。从疾病的症状出发，介绍了每种疾病奏效的验方、单方以及其食疗偏方、中药偏方，让患者能对症进行治疗。

高脂血症

[病症陈述] 高脂血症是一种全身性疾病,是指血中胆固醇或三酰甘油过高或高密度脂蛋白胆固醇过低,现代医学称之为血脂异常。该病对身体的损害是隐匿、逐渐、进行性和全身性的。

【材料准备】

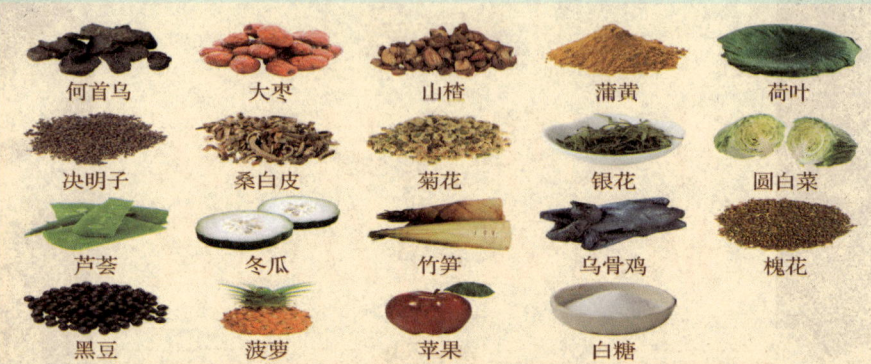

何首乌　大枣　山楂　蒲黄　荷叶
决明子　桑白皮　菊花　银花　圆白菜
芦荟　冬瓜　竹笋　乌骨鸡　槐花
黑豆　菠萝　苹果　白糖

【单方验方】

【单方1】将干荷叶搓碎(鲜者切碎),煎水代茶频饮。作为高脂血的食疗方,能活血益脾,降脂消肿。

【单方2】桑白皮30克,先将桑白皮的表皮轻轻刮去,冲洗干净,切成段,同时用砂壶盛水煮沸,立即投下桑白皮,煮3~5分钟,撤火,加盖闷几分钟,即可代茶随意饮用。祛脂减肥,治高脂血症所致身体肥胖、血脂偏高、尿量较少、时有浮肿等症状。

【验方】山楂、菊花、银花各10克。先将山楂拍碎,3味共加水煎汤,取汁代茶饮。每日1剂。祛脂减肥,对瘀热型高脂血症、肥胖症、高血压病有较好的效果。

【食疗偏方】

【首乌黑豆乌鸡汤】何首乌15克,黑豆50克,大枣10颗,乌骨鸡1只,黄酒、葱、姜、食盐、味精各适量。乌骨鸡去毛和内脏,斩件;何首乌、黑豆、大枣分别用清水洗净;将鸡、何首乌、黑豆、大枣放锅内,加适量清水、黄酒、葱段、姜片及食盐,大火烧沸后,改用小火煨至鸡肉熟烂,加入少许葱花、味精调味即可。可滋阴血、补肝肾、降血脂。

【冬瓜竹笋汤】冬瓜200克,竹笋100克,香油4克,盐适量。煮汤食用。竹笋具有低脂肪、低糖、多纤维的特点;冬瓜所含丙醇二酸能抑制糖类转化为脂肪,可预防人体内的脂肪堆积,具有减肥、降脂的功效。

【菠萝芦荟汁】取菠萝、苹果、圆白菜各30克,芦荟50克,分别洗净、切块后放入榨汁机中,搅打成汁,将果汁倒出后加入凉开水搅匀即可。可减少胆固醇的吸收,适用于高脂血症。

【中药偏方】

【山楂蒲黄饮】取山楂3克、蒲黄10克,平均分成两份,装入两个棉纸袋中,封口后放入杯中,用沸水冲泡,盖上杯盖,闷15分钟即可,每次用1袋,每日2次。可降低血脂、活血化瘀,适用于高脂血症患者。

【山楂消脂饮】山楂30克,槐花5克,荷叶15克,决明子10克,白糖适量。前4味同放锅内煎煮,待山楂熟烂时,碾碎,再煮10分钟,去渣取汁,调入白糖。频饮。对高脂血症引起的头晕头痛有一定疗效。

糖尿病

[病症陈述] 糖尿病是主要因胰岛素不足而引起的以糖代谢紊乱、血糖增高为主的慢性疾病。早期无症状，晚期典型病例有多尿、多饮、多食、消瘦、乏力等症状。本病中医学属"消渴"范围。

【材料准备】

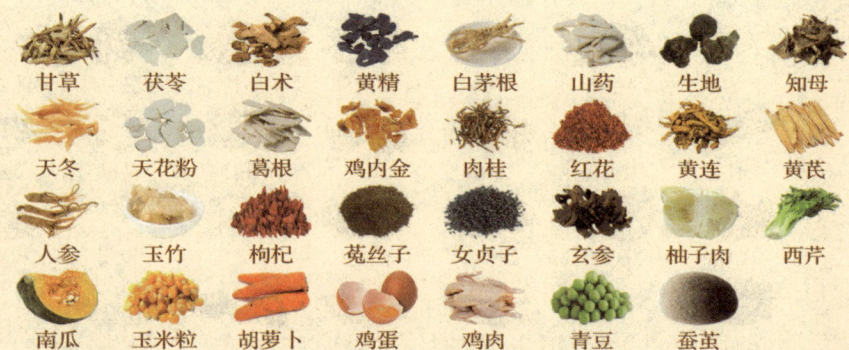

甘草　茯苓　白术　黄精　白茅根　山药　生地　知母
天冬　天花粉　葛根　鸡内金　肉桂　红花　黄连　黄芪
人参　玉竹　枸杞　菟丝子　女贞子　玄参　柚子肉　西芹
南瓜　玉米粒　胡萝卜　鸡蛋　鸡肉　青豆　蚕茧

【单方验方】

【单方】取黄精50克、白茅根30克，一同研成细末，每次取5~7克用开水送服，每日2次。可降血糖、解消渴，对于糖尿病有很好的疗效。

【验方】取50克柚子肉，切成小丁；甘草6克，茯苓9克，白术9克，分别洗净，与柚子肉一同放入锅中，加入适量清水，大火煮沸，转小火，水煎，滤去药渣，取汁即可，每周1~2次。本方可促进胰岛素分泌，从而降低血糖，适合糖尿病患者。

【食疗偏方】

【茯苓山药炒鸡片】茯苓适量，山药片60克，鸡肉100克，食盐、料酒、葱、姜、味精各适量。茯苓烘干碾粉加水成浆，鸡肉切片，调以蛋清、食盐并沾上茯苓粉浆，用少量油略炸后捞起待用；山药片用油稍煸后焖烂，然后再倒入鸡肉片炒熟，加调料调味即可。可健脾补肺、降血糖。

【西芹炖南瓜】西芹150克，南瓜200克，姜、葱、盐、味精、清水各适量。炖食。本品具有降血糖、降压降脂、清热利尿的功效。

【玉米炒蛋】玉米粒、胡萝卜各100克，鸡蛋1个，青豆10克，植物油4克，盐、淀粉各适量。炒食。本品不仅能降血糖，还有很好的降血压和健脾养胃的功效。

【中药偏方】

【蚕茧滋阴汤】贮备蚕茧30~50克，生地50克，知母50克，黄精15克，天冬15克，白术15克，天花粉15克，葛根15克，鸡内金20克，肉桂3克，红花5克，黄连2克。以水煎服。此方具有固本培元、补益气血的功效，适用于常见症状消失而血糖、尿糖反增的糖尿病患者。

【玉竹人参饮】黄芪50克，人参15克，玉竹20克，生地25克，山药25克，枸杞20克，天冬20克，菟丝子15克，女贞子15克，玄参20克。分别将以上材料用水洗净，共入锅中，加适量清水煎煮，去渣取汁液服用，每日1剂。此方可补益肝肾，滋阴润燥，益气生津，适用于糖尿病日久气阴不足者。

高血压

[病症陈述] 按西医的标准，成年人动脉血压收缩压≥18.62千帕、舒张压≥11.97千帕即为高血压。中医没有高血压的概念，只针对此病所引发的一系列症状治病。高血压的临床表现有情志失调、肝阳上亢、气血亏虚等。

【材料准备】

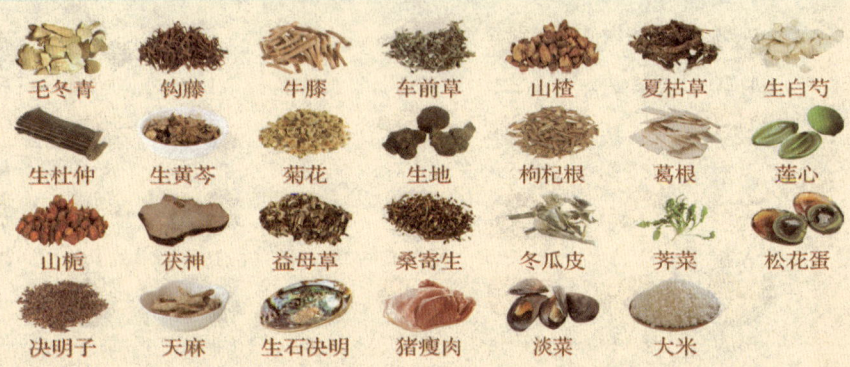

毛冬青　钩藤　牛膝　车前草　山楂　夏枯草　生白芍
生杜仲　生黄芩　菊花　生地　枸杞根　葛根　莲心
山栀　茯神　益母草　桑寄生　冬瓜皮　荠菜　松花蛋
决明子　天麻　生石决明　猪瘦肉　淡菜　大米

【单方验方】

【单方1】莲心（莲子中的胚芽）2～3克。以开水沏，代茶饮用。本方能清心，涩精，止血，降压。

【单方2】冬瓜皮30克，决明子15克。加水煎汤，代茶饮。本方可清热散风，可治高血压。

【验方1】毛冬青90克，钩藤60克，牛膝20克，葛根30克。上四味，水煎，每日1剂，分2次服，10天为1个疗程。本方具有活血化瘀、祛风的功效，主治高血压。

【验方2】荠菜、车前草各15克。切碎，水煎服。治高血压病。

【食疗偏方】

【山楂降压汤】山楂15克，猪瘦肉200克，食用油30毫升，姜5克，葱10克，鸡汤1000毫升。把山楂洗净，待用；瘦猪肉洗净，去血水，切片；姜拍松；葱切段；把锅置中火上烧热，加入食用油，烧至六成熟时，下入姜、葱爆香，加入鸡汤，烧沸后下入猪肉、山楂、盐，用文火炖50分钟即成。可滋阴潜阳、化食消积、降低血压。

【松花蛋淡菜粥】松花蛋1个，淡菜50克，大米50克。松花蛋去皮、切块，淡菜浸泡、洗净，同大米共煮成粥，按个人口味加少许盐调味。可每日早晨空腹食用。清心降火，对高血压、耳鸣、眩晕、牙齿肿痛有食疗作用。

【中药偏方】

【白芍杜仲汤】生白芍、生杜仲、夏枯草各15克，生黄芩6克。将生白芍、生杜仲、夏枯草加水先煎半小时，再入生黄芩，继煎5分钟。早、晚各服1次。治单纯性高血压头晕。

【菊花酒】菊花、生地、枸杞根各1000克。共捣碎，取水10000毫升煮至5000毫升。大曲细碎，同拌令匀，入缸密封，候澄清，日服3次，每服1盏。适用于高血压病、糖尿病。

【平肝降压汤】天麻、杜仲、桑寄生、黄芩、益母草、山栀、茯神各10克，钩藤、川牛膝各12克，生石决明18克。水煎服，每日1剂，每日3次。此方平肝潜阳，治肝阳上亢型高血压引起的头胀头痛、眩晕、急中易怒、面红目赤、口干口苦、尿黄便结、舌红苔少黄。

低血压

[病症陈述] 一般成人如收缩压≤13.3千帕,舒张压≤7.98千帕时即称为低血压。中医中认为,低血压多与先天不足、后天失养、劳倦伤正、失血耗气等有关。本病病因主要为脾肾两亏,清阳不升,髓海空虚所致。

【材料准备】

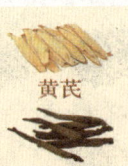 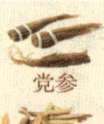 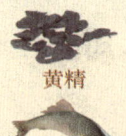 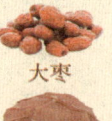 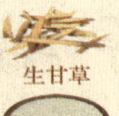 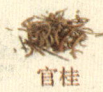

黄芪　党参　黄精　大枣　生甘草　官桂
高丽参　炙甘草　鲫鱼　猪瘦肉　糯米

【食疗偏方】

【鲫鱼糯米粥】鲫鱼500克,处理干净;糯米100克,洗净,与鲫鱼同入锅,加水煮粥至熟即可。每周2次。

【党参黄精瘦肉汤】党参、黄精各30克,甘草10克,猪瘦肉80克。煮汤食用。本方可补气升压,治低血压引起的头晕、短气、自汗等症。

【中药偏方】

【黄芪官桂汤】生黄芪、党参各15克,官桂、大枣各10克,黄精20克,生甘草6克。水煎3次后合并药液,分3次服,每日1剂。20天为1个疗程。

【高丽参炙甘草汤】高丽参10克,炙甘草5克。小火水煎2小时,顿服。补气,适用于久立久卧突然起身时眼前发黑的低血压。

心律失常

[病症陈述] 心律失常指心律起源部位、心搏频率与节律或冲动传导等发生异常,即心脏的跳动速度或节律发生改变,多由冠心病、心肌病、心肌炎、风湿性心脏病等引起。

【材料准备】

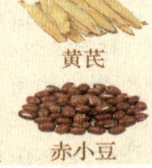 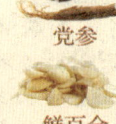 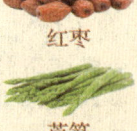 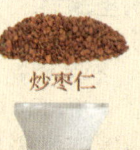 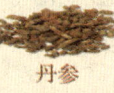

黄芪　党参　红枣　炒枣仁　丹参
赤小豆　鲜百合　芦笋　低脂鲜奶

【食疗偏方】

【芦笋百合】鲜百合、芦笋各200克,盐、鸡精各适量。炒食。本品适合心律失常、失眠、烦躁的患者食用。

【赤小豆牛奶汤】赤小豆15克,低脂鲜奶190毫升,果糖5克。赤小豆煮熟后与牛奶、果糖搅拌均匀即可。本方可缓解心律失常症状。

【中药偏方】

【黄芪党参方】黄芪、党参各250克,水煎取汁,煎3次,合并药液,小火浓缩,加白砂糖搅匀,晒干压碎装瓶,每日早晚服10克,开水冲服。

【丹参红酸枣汁】取丹参3克、红枣8枚、酸枣仁10克,分别洗净放入锅内,加水煎汁服。有清热解毒、强心利尿的功效。

冠心病

[病症陈述] 冠状动脉粥样硬化性心脏病，简称冠心病，是由于冠状动脉粥样硬化病变致使心肌缺血、缺氧的心脏病，此病是多种疾病因素长期综合作用的结果，不良的生活方式在其中起了非常大的作用。

【材料准备】

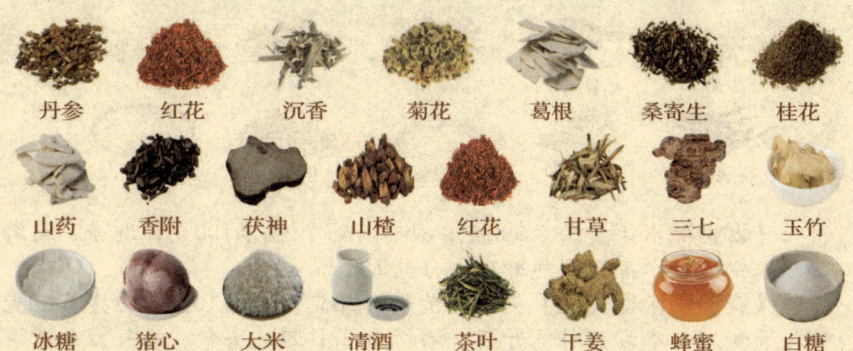

丹参　红花　沉香　菊花　葛根　桑寄生　桂花
山药　香附　茯神　山楂　红花　甘草　三七　玉竹
冰糖　猪心　大米　清酒　茶叶　干姜　蜂蜜　白糖

【单方验方】

【单方】干姜末15克，清酒100毫升。温酒，酒热后下姜末。每次30毫升，每日1次。对胸闷憋气、阵发性心痛心悸、面色苍白、倦怠无力等症有较好的食疗功效。

【验方】取丹参9克、红花9克，分别洗净放入砂锅内加水以大火烧沸，转用小火煎煮25分钟，滤出汁液，加水50毫升，煎20分钟后滤去药渣，将两次所得的药液合并，放入15克白糖混匀。另外将三七、沉香各3克研成粉状，与药液一起服用即可，每日1剂，分早晚2次服用。

【食疗偏方】

【玉竹炖猪心】玉竹50克，猪心500克，生姜、葱、花椒、食盐、白糖、味精、香油各适量。将玉竹洗净，切成段；猪心剖开，洗净血水，切块；将玉竹、猪心、生姜、葱、花椒同置锅内煮40分钟；下食盐、白糖、味精和香油于锅中即可。趁热空腹分2次食用。可安神宁心、养阴生津。

【桂花山药】桂花酱50克，山药250克，白糖50克。桂花酱与白糖煮成糖浆，浇在煮熟的山药上即可。山药可降压降脂，桂花能养心安神，两者合用对血压、血脂过高引起的冠心病有很好的食疗作用。

【丹参山楂大米粥】丹参20克，干山楂30克，大米100克，冰糖5克。煮粥食用。此粥能活血化瘀、降压降脂、消食化积，适合瘀血阻滞型冠心病患者食用。

【中药偏方】

【菊花甘草汁】取菊花6克、甘草3克，分别洗净放入锅内，加入300毫升水，以中火烧沸后转小火继续煮15分钟，滤去药渣，取汁加入30克白糖拌匀饮。

【山楂茶】山楂片30克，茶3克。山楂片、茶用开水反复冲泡续饮。舒张血管、降压强心，可作为冠心病、心绞痛、心肌梗死恢复期的偏方使用。

【养心补血丸】葛根30克，桑寄生50克，香附40克，茯神80克。以上几味共研细末，加入适量蜂蜜，制成丸药，每次10克，日服3次。

心绞痛

[病症陈述] 心绞痛是指由于冠状动脉粥样硬化狭窄导致冠状动脉供血不足，心肌暂时缺血与缺氧所引起的以心前区疼痛为主要临床表现的一组综合征。心绞痛患者有发生急性心肌梗死或猝死的危险。

【材料准备】

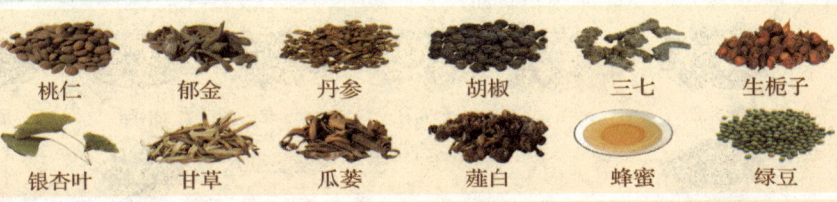

桃仁　郁金　丹参　胡椒　三七　生栀子
银杏叶　甘草　瓜蒌　薤白　蜂蜜　绿豆

【食疗偏方】

【桃仁蜂蜜糊】取桃仁30克，蜂蜜适量。将桃仁捣碎，加蜂蜜调成糊状，摊敷心前区对应皮肤上，布带束紧，每日更换1次，15天为1个疗程。

【绿豆胡椒汤】绿豆20粒，胡椒10粒，白米汤适量。绿豆、胡椒共同研碎为末，用白米汤调和服下。本方温中散寒，对心绞痛有效。

【中药偏方】

【三山方】三七3克，生栀子15克。用沸水浸泡半小时。代茶饮，每日1剂，连服数日。治各种原因引起的心绞痛。

【银杏叶丹参汤】银杏叶、丹参、瓜蒌各15克，薤白12克，郁金10克，甘草4.5克。共煎汤。每日早晚各服1次。

脑梗死

[病症陈述] 脑梗死是指脑动脉出现粥样硬化和形成血栓，使管腔狭窄甚至闭塞，导致脑组织缺血、缺氧、坏死。脑梗死的梗死部位以及梗死面积不同，表现出来的症状也会有所不同。

【材料准备】

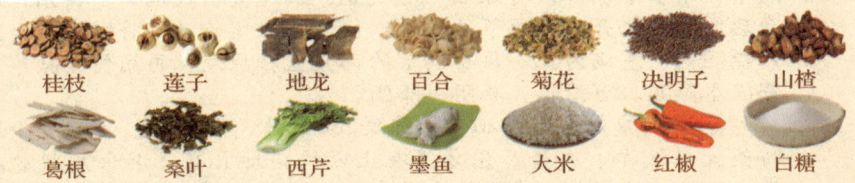

桂枝　莲子　地龙　百合　菊花　决明子　山楂
葛根　桑叶　西芹　墨鱼　大米　红椒　白糖

【食疗偏方】

【桂枝莲子粥】大米100克，桂枝20克，莲子30克，地龙10克，白糖5克。煮粥食用。本方能温通经络、熄风止痉，适合风痰阻络的脑梗死患者。

【百合西芹炒墨鱼】西芹150克，百合50克，墨鱼200克，红椒1个，盐、味精各适量。炒食。本方能防治脑血管硬化引起的脑梗死。

【中药偏方】

【决明子菊花饮】取菊花3克、决明子10克、山楂15克，分别洗净放入锅内，加入适量清水，以小火煎取药汁，滤去药渣即可，每日2次。

【葛根桑叶饮】取葛根10克、桑叶6克，水煎20分钟，复煎2次，合并药液，拌匀饮用。本方可清热降压，治疗脑梗死。

动脉粥样硬化

[病症陈述] 动脉粥样硬化是一组称为动脉硬化的血管病中最常见、最重要的一种。其特点是动脉管壁增厚变硬、失去弹性和管腔缩小,由于在动脉内膜上积聚的脂质外观呈黄色粥样,因此称为动脉粥样硬化。

【材料准备】

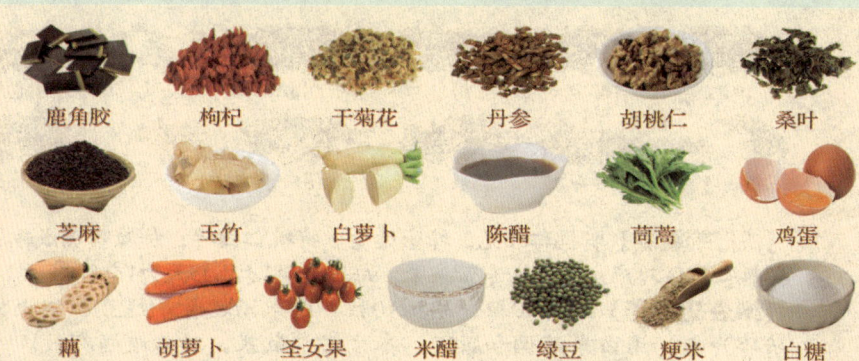

鹿角胶　枸杞　干菊花　丹参　胡桃仁　桑叶
芝麻　玉竹　白萝卜　陈醋　茼蒿　鸡蛋
藕　胡萝卜　圣女果　米醋　绿豆　粳米　白糖

【单方验方】

【单方】生白萝卜250克,米醋适量。将萝卜洗净切成小的薄片,放花椒、食盐少许,加米醋浸4小时即可。食用时淋香油。佐餐食用,每日2次。辛凉解表,消食解毒。可用于治疗便秘、高脂血症、脂肪肝、冠心病、动脉硬化等。

【验方】鹿角胶20克,枸杞30克,粳米100克。先煎粳米和枸杞为粥后,加入鹿角胶,使其溶化,再煮沸即可。早晨空腹以粥代食,可加糖调味。半个月为一个疗程。此药粥可治疗脑动脉硬化。

【食疗偏方】

【茼蒿蛋清汤】鲜茼蒿250克,鸡蛋3个。茼蒿洗净切细后放入锅内,加水500毫升煨汤,汤将沸时,将蛋清倒入调匀,煮滚后,加油、盐调味,即可饮服。对动脉硬化患者有疗效。

【绿豆萝卜灌藕】藕4节,绿豆200克,胡萝卜125克。将绿豆泡发,滤干;胡萝卜切碎,与绿豆一起捣泥,加适量白糖调匀,待用。藕洗净后,以刀切开靠近藕节的一端,切下部分留作盖,将绿豆萝卜泥塞入藕洞内,塞满为止。再将切下的部分盖在原处,再用竹签插牢,上锅隔水蒸熟。可清热、养阴、降脂。

【醋泡圣女果】圣女果20个,陈醋200毫升,白糖1匙,盐1/3小匙。将圣女果洗净、去蒂,用牙签在上面均匀地扎孔;其余原料放入锅中,边加热边搅拌,直到糖和盐溶化;把圣女果放入瓶中,再倒入完全冷却的混合液体,5~6小时后即可食用,每天吃6个左右。对动脉粥样硬化有食疗功效。

【中药偏方】

【菊花丹参茶】干菊花50克,丹参10克。水煎服。可活血通络、止痛,此品适合动脉粥样硬化患者饮用。

【胡桃芝麻桑叶丸】胡桃仁60克,芝麻60克,桑叶60克。将以上三味共捣做泥,做成丸,每丸的重量在5克左右。每日2次,每次1丸,连服5日。对动脉粥样硬化患者有疗效。

【玉竹汤】玉竹12克,白糖20克。加水煮熟,饮其汤,食其药,每日1剂。治动脉硬化。

偏头痛

[病症陈述] 偏头疼是反复发作的一种搏动性头疼，属于众多头痛类型中的"大户"。在头痛发生前或发作时可伴有神经、精神功能障碍。据研究显示，偏头痛患者比平常人更容易发生大脑局部损伤，进而引发中风。

【材料准备】

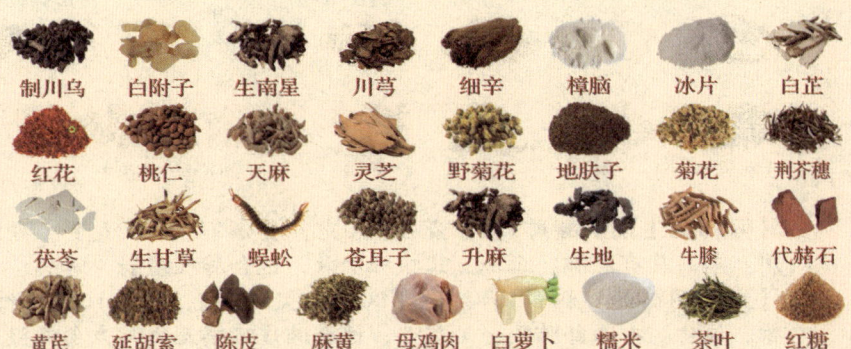

制川乌、白附子、生南星、川芎、细辛、樟脑、冰片、白芷、红花、桃仁、天麻、灵芝、野菊花、地肤子、菊花、荆芥穗、茯苓、生甘草、蜈蚣、苍耳子、升麻、生地、牛膝、代赭石、黄芪、延胡索、陈皮、麻黄、母鸡肉、白萝卜、糯米、茶叶、红糖

【单方验方】

【单方1】白萝卜（选辣者为佳）洗净，捣烂取汁，加冰片溶化后，仰卧，缓缓注入鼻孔，左痛注右，右痛注左。可开窍醒脑，能快速缓解偏头痛症状。

【单方2】川芎9克，茶叶6克，水煎服。本方活血行气，散风止痛，治头痛。

【验方】取制川乌、白附子、生南星、川芎、细辛、樟脑、冰片各2克，研为细末，调成糊状，敷贴于两侧太阳穴，每次贴敷6～8小时，每日1次，5日为1个疗程。可引诸药达病位，降低血液黏度。

【食疗偏方】

【红花糯米粥】红花、桃仁各10克，糯米100克，红糖适量。将红花、桃仁洗净，糯米泡发洗净。红花放入净锅中，加水煎煮30分钟。锅中加入糯米和桃仁，煮成粥即可。本品具有活血化瘀、理气止痛的功效，可用于气血瘀滞、血行不畅引起的偏头痛。

【天麻母鸡汤】母鸡肉250克，橄榄油少许，天麻3克，灵芝5克，野菊花2克。将母鸡肉洗净后开水焯一下，加水，炖1个小时后加入天麻、灵芝、野菊花一起煮，半小时后加入盐即可。清肝化浊，开窍止痛，清热开窍。

【中药偏方】

【芎芷麻汤】川芎9克，白芷9克，升麻9克，麻黄9克，天麻10克，荆芥穗10克，陈皮12克，茯苓12克，生甘草6克，蜈蚣2条。每日1剂，早晚各服1次，小儿量酌减。祛风解表，除湿化痰，疏通经络。治外感所致痰湿内停、寒邪凝滞、气郁血瘀所引起的头痛。

【清热止痛汤】苍耳子10克，升麻5克，细辛3克，生地黄20克，牛膝15克，代赭石20克，菊花15克，黄芪15克，延胡索10克。水煎，每日1剂，分2次服完，连服3剂。有宣化湿浊，清热止痛的功效，治头痛昏沉、首重如裹、汗出胸痞、肢体重着、渴不欲饮。

【地肤子川芎方】地肤子50克，川芎15克，菊花15克。水煎服，1日3次。本方能清头明目，散瘀止痛，治偏头痛、三叉神经痛。

老年哮喘

[病症陈述] 病毒性呼吸道感染(如鼻病毒、流感病毒)为老年哮喘发作的常见诱因。而老年人全身和局部免疫功能降低，易反复发生呼吸道感染。老年哮喘常见症状有：咳嗽、咳痰、呼吸急促、呼气延长、发作性喘息。

【材料准备】党参、灵芝、枸杞、红枣、茯苓、半夏、苏叶、麻黄、芦根、厚朴、鹌鹑、猪肺、花生、冰糖

【食疗偏方】
【猪肺花生汤】猪肺1具，花生100克，黄酒2匙，盐适量。煮汤食用。本品具有润肺、止血、止咳的功效，适合肺气虚弱、哮喘。
【灵芝炖鹌鹑】鹌鹑1只，党参20克，灵芝8克，枸杞10克，红枣5枚。炖食。本品补肺气、定虚喘，适合肺虚哮喘无力、声息低微者。

【中药偏方】
【灵芝汤】灵芝10克，半夏8克，苏叶10克，厚朴5克，茯苓15克，冰糖15克。水煎服。一日2次或3次分服。可清热、祛湿、平喘。
【麻黄芦根汁】取3克麻黄塞入一头去节的芦根中，再用芦根封口，加入适量的水煎服，每日1次，服3~4天。

睡眠呼吸暂停综合征

[病症陈述] 睡眠呼吸暂停综合征即打鼾，是入睡后上腭松弛，舌头后缩，使呼吸道狭窄，气流冲击松软组织产生振动，通过鼻腔口腔共鸣发出的声音。打鼾是健康的大敌。

【材料准备】当归、青果、乌梅、山楂、花椒、鸡蛋、醋、蜂蜜、安神茶、龙胆草

【食疗偏方】
【花椒水】取花椒5~10粒，睡前用开水泡一杯水，挑去花椒，待水凉后服下，连服5日，可刺激呼吸道开放。对治疗打鼾有一定的疗效。
【醋鸡蛋】将250毫升左右的食醋倒入铝锅内，取新鲜鸡蛋1~2个打入醋里，加水煮熟，吃蛋饮汤，1次服完。可用于各种原因引起的打鼾。

【中药偏方】
【龙胆当归方】龙胆草、当归各10克，浸泡1小时，水煎，倒出药汁继煎第二遍，混合药汁，分2次，睡前服。
【青果乌梅方】青果、乌梅、山楂各6克，水煎服。晚睡前30分钟服用。
【蜂蜜方】睡前在饮用的安神茶中添加适量蜂蜜，有效预防夜里打鼾。

脑卒中

[病症陈述] 中风是一种急性疾病，也可称为卒中或脑血管意外。以突然昏倒在地、不省人事，或突然发生口眼歪斜、语言不利、半身不遂等为特征。常因患者平素气虚血亏，心、肝、肾三脏阴阳失调所致。

【材料准备】

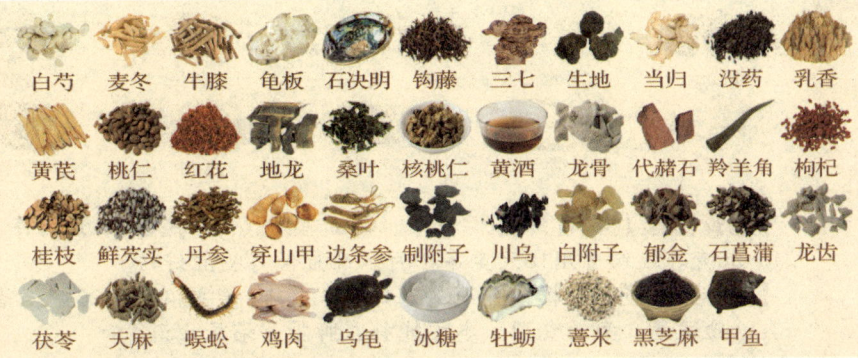

白芍　麦冬　牛膝　龟板　石决明　钩藤　三七　生地　当归　没药　乳香
黄芪　桃仁　红花　地龙　桑叶　核桃仁　黄酒　龙骨　代赭石　羚羊角　枸杞
桂枝　鲜芡实　丹参　穿山甲　边条参　制附子　川乌　白附子　郁金　石菖蒲　龙齿
茯苓　天麻　蜈蚣　鸡肉　乌龟　冰糖　牡蛎　薏米　黑芝麻　甲鱼

【单方验方】

【单方】 黑芝麻适量，黄酒少许。将芝麻洗净，重复蒸3次，晒干，炒熟研细，用炼蜜或枣泥为丸，每丸约10克。每服1丸，每日3次，温黄酒送下。养血祛风。用于中风偏瘫、便秘。

【验方】 白芍15克，麦冬10克，牛膝15克，龙骨15克，牡蛎15克，代赭石20克，龟板15克，羚羊角1克，石决明15克，钩藤15克，生地黄20克，什胆丸2粒（送服）。水煎，每日1剂，分2次服，连服3剂。此方滋肾养肝，平熄内风。治因劳累或恼怒而导致的半身不遂、沉重麻木。

【食疗偏方】

【薏米甲鱼汤】 甲鱼1只，枸杞20克，薏米50克，三七4克。将以上用料洗净后加水放入锅内，煮成烂熟，加入盐调味即可。健脾利湿，活血化瘀，对中风有食疗作用。

【白芍薏米汤】 桑叶15克，白芍30克，桂枝15克，薏米50克。以上几味共水煎，代茶饮。活血通络，健脾利湿，对中风有食疗作用。

【龟血炖冰糖】 乌龟3只，冰糖5克。将乌龟头切下取血，碗中放入冰糖隔水共炖熟。服食。本方可养血通脉。

【核桃仁炒鸡肉】 鲜芡实30克；核桃仁50克，焯水去皮，入油锅略炸捞出；200克鸡肉洗净切丁，同盐、生粉、蛋清拌匀，油锅烧热，下鸡丁、芡实、葱花、姜末同炒，加盐、料酒后倒入核桃仁翻炒均匀即可。

【中药偏方】

【益气活络汤】 丹参10克，当归10克，没药6克，乳香6克，黄芪20克，桃仁15克，红花8克，炮穿山甲4克，地龙10克，边条参110克，生地黄20克，制附子10克。水煎，每日1剂，分2次服，连服2周。此方益气、活血、通络，治一侧肢体不能自主活动、全身麻木、感觉丧失。

【熄风养心汤】 川乌3克，白附子3克，郁金15克，石菖蒲10克，龙齿20克，茯苓15克，天麻10克，蜈蚣3条，黄芪20克，边条参10克。水煎服。每日1剂，分2次服，连服5剂。有效后，上方每隔3天服1剂。此方熄风除痰，活血通络，治舌欠灵活、言语不清、阴暗不语、舌行多歪偏或兼有神志障碍。

尿失禁

[病症陈述] 尿失禁，是由于膀胱括约肌损伤或神经功能障碍而丧失排尿自控能力，使尿液不自主地流出。前列腺病变是引起男性尿失禁最常见的原因。尿失禁可以发生在任何年龄及性别，尤其是女性及老年人。

【材料准备】

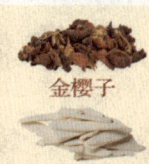 金樱子　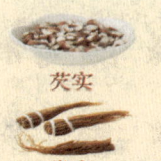 芡实　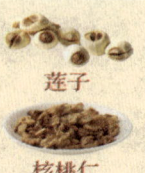 莲子　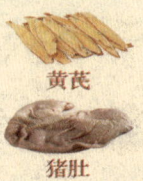 黄芪　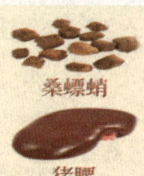 桑螵蛸

山药　党参　核桃仁　猪肚　猪腰

【食疗偏方】

【清煮猪腰】将新鲜猪腰洗净，不加盐煮熟，每天吃3次，每次吃15～30克。连续食用10天至半个月，此症便可明显好转。

【四味猪肚汤】金樱子、芡实、山药、莲子（去心）各20克，猪肚1具，盐适量。煮汤食用。本方能补益脾肾、缩尿止遗。

【中药偏方】

【黄芪桑螵蛸汤】黄芪30克，桑螵蛸15克。先将黄芪、桑螵蛸分别洗干净，黄芪切成片，桑螵蛸切碎，煎水服用。早晚2次分服。

【党参桃仁方】取党参18克，核桃仁15克，加水适量浓煎，饮汁食核桃仁。此方有益气固肾作用，对老人肾虚、小便失禁者疗效显著。

落枕

[病症陈述] 落枕或称"失枕"，是一种常见病，好发于青壮年，以冬春季多见。落枕的常见发病经过是入睡前并无任何症状，晨起后却感到项背部明显酸痛，颈部活动受限。

【材料准备】

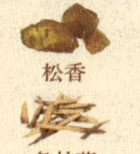 松香　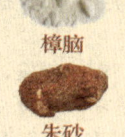 樟脑　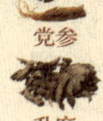 党参　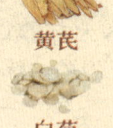 黄芪　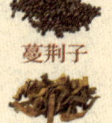 蔓荆子　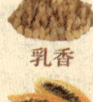 乳香　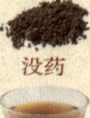 没药

炙甘草　朱砂　升麻　白芍　黄柏　木瓜　黄酒

【食疗偏方】

【活血强筋汤】木瓜1个，乳香、没药各6克，黄酒适量。木瓜挖小孔去掉瓜瓤及籽，将乳香、没药置入瓜内，盖好孔洞，上笼蒸3～4次，每次20分钟，蒸后凉凉，捣烂如泥，温黄酒送服，每次10克，每日1次。本方治落枕、颈项强直、转动失灵等。

【中药偏方】

【祛风活血汤】党参、黄芪各15克，蔓荆子10克，黄柏、白芍各6克，升麻4克，炙甘草3克。水煎服，每日1剂。此方能祛风活血。

【松香樟脑膏】松香500克，樟脑350克，朱砂30克。先将松香、樟脑在砂锅内炸化，继用朱砂调和，摊贴布上，贴于患处。

风湿性关节炎

[病症陈述] 风湿性关节炎是一种常见的急性或慢性结缔组织炎症,临床以关节和肌肉游走性酸楚、重著、疼痛为特征。常反复发作,易累及心脏,引起风湿性心脏病。此病多发于中老年人,男性多于女性。

【材料准备】

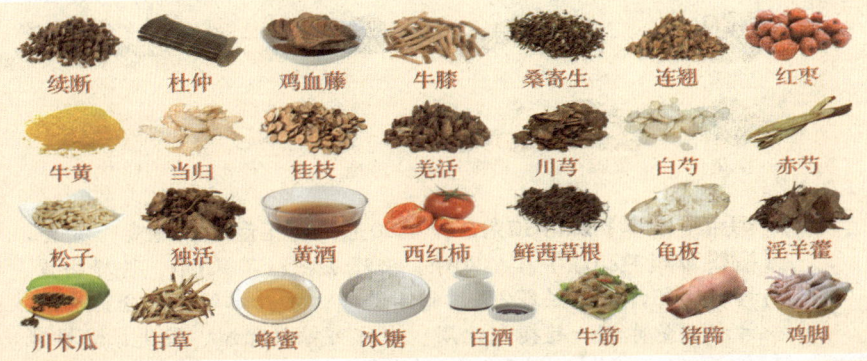

续断　杜仲　鸡血藤　牛膝　桑寄生　连翘　红枣
牛黄　当归　桂枝　羌活　川芎　白芍　赤芍
松子　独活　黄酒　西红柿　鲜茜草根　龟板　淫羊藿
川木瓜　甘草　蜂蜜　冰糖　白酒　牛筋　猪蹄　鸡脚

【单方验方】

【单方】独活20克。将上药以水煎煮代茶饮。独活祛风、胜湿、散寒、止痛。可治风湿性关节炎,伴有腰膝酸痛、手脚挛痛等。

【验方1】鸡血藤150克,川芎60克,当归、赤芍、白芍各50克,水煎取药汁,加入适量冰糖,熬成浓膏,每次8～15克,每日3次。此方祛风除湿、温经通络。治风湿性关节炎。

【验方2】松子10～15克,当归、桂枝、羌活各6克,黄酒适量。松子及三味中药加水和黄酒等量共煎。每日2次分服。活血,通络,祛风,治风湿性关节痛。

【食疗偏方】

【牛筋汤】牛筋50克,续断、杜仲各15克,鸡血藤50克。将牛筋洗净,切块,入沸水中余烫;将牛筋与续断、杜仲、鸡血藤共加水煎煮至熟即可。食筋饮汤。可祛风除湿、补肾壮腰。

【猪蹄炖牛膝】猪蹄1只,牛膝15克,西红柿1个,盐3克。炖汤食。可补肝肾、祛风湿、壮筋骨,可辅助治疗风湿性关节炎。

【桑寄生连翘鸡爪汤】桑寄生30克,连翘15克,鸡脚400克,红枣2枚,盐5克。炖汤食。本品具有补肝肾、强筋骨、祛风湿的功效,适合腰膝酸痛、关节红肿热痛等风湿病患者食用。

【中药偏方】

【牛黄蜂蜜饮】取牛黄0.6克,蜂蜜100克,一同放入杯内,冲入适量的温水,搅匀即可,隔日服1次,连服数日。有清热解毒、祛除风湿的功效。

【茜草根酒】取鲜茜草根120克,白酒50毫升。将茜草根洗净捣烂,浸入酒内1周,取酒温炖,空腹饮。第一天饮到八成醉,然后睡觉。覆被取汗,每天1次,服药后7天不能下水。

【龟板杜仲酒】龟板(乌龟的腹甲)、杜仲、白酒各适量。将前两味浸入白酒内,40天后可服用。祛湿宣痹。

【淫羊藿饮】淫羊藿15克,川木瓜12克,甘草9克。上3味加水适量煎汁,或将上3味制粗末,装入热水瓶内,开水泡透,饮之。每日1剂。

痛风

[病症陈述] 痛风是由于嘌呤代谢紊乱导致血尿酸增加而引起组织损伤的疾病。在任何年龄都可能发生，比较常见的是40岁以上的中年男性。多发人体最低部位的关节剧烈疼痛。

【材料准备】

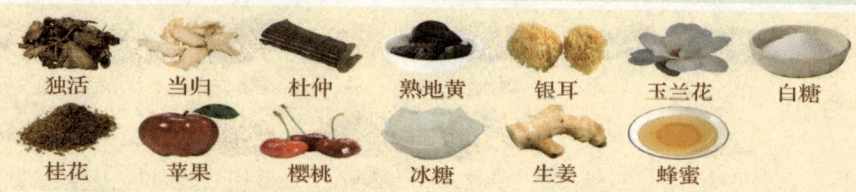

独活　当归　杜仲　熟地黄　银耳　玉兰花　白糖
桂花　苹果　樱桃　冰糖　生姜　蜂蜜

【食疗偏方】

【银耳樱桃羹】银耳30克，樱桃50克，桂花和冰糖适量。煮食。

【樱桃苹果兰花饮】樱桃20颗，洗净去核；苹果1个，洗净去皮、核，与樱桃肉榨汁；玉兰花2朵，剥瓣洗净，加开水闷泡10分钟，加入榨的果汁和适量冰糖一起搅匀饮用。本方可祛风除湿、促进尿酸排泄。

【中药偏方】

【独活当归汤】独活25克，当归20克，生姜15克，洗净，煎水，调入适量蜂蜜即可。本方散寒除湿、活血止痛，适合风寒湿痹患者食用。

【杜仲熟地饮】杜仲15克，切丝，盐水炒焦；熟地黄20克洗净，切片；水煎25分钟，滤渣取汁，加15克白糖搅匀，代茶饮。

腰椎间盘突出

[病症陈述] 腰椎间盘突出俗称"腰突症"，是引起腰腿痛的主要原因，主要是由于腰椎间盘变性、纤维环破裂、髓核突出刺激或压迫神经根、马尾神经所表现出来的一系列临床症状和体征。

【材料准备】

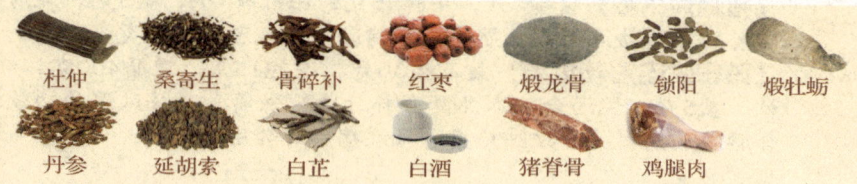

杜仲　桑寄生　骨碎补　红枣　煅龙骨　锁阳　煅牡蛎
丹参　延胡索　白芷　白酒　猪脊骨　鸡腿肉

【食疗偏方】

【杜仲寄生鸡汤】炒杜仲50克，桑寄生25克，鸡腿肉150克，盐5克。煮汤食用。本方能祛风除湿，对腰椎间盘突出症有很好的疗效。

【骨碎补脊骨汤】骨碎补15克，猪脊骨500克，红枣4枚，盐5克。煮汤食用。本方适合腰椎间盘突出症以及瘀血凝滞之骨折患者食用。

【中药偏方】

【龙骨牡蛎方】取煅龙骨、煅牡蛎、锁阳各等份，研为细末，每次取6克，以黄酒送服。适用于腰椎间盘突出患者。

【丹参延胡方】取丹参30克、延胡索15克、白芷9克，一起加水共煎，取汁加白酒内服，每日1剂，连服3天。适用于腰椎间盘突出患者。

骨质疏松

[病症陈述] 骨质疏松可分为原发性骨质疏松症和继发性骨质疏松症，原发性骨质疏松症主要是骨量低和骨的微细结构有破坏，骨组织的矿物质和骨基质均有减少，导致骨的脆性增加并容易发生骨折。

【材料准备】

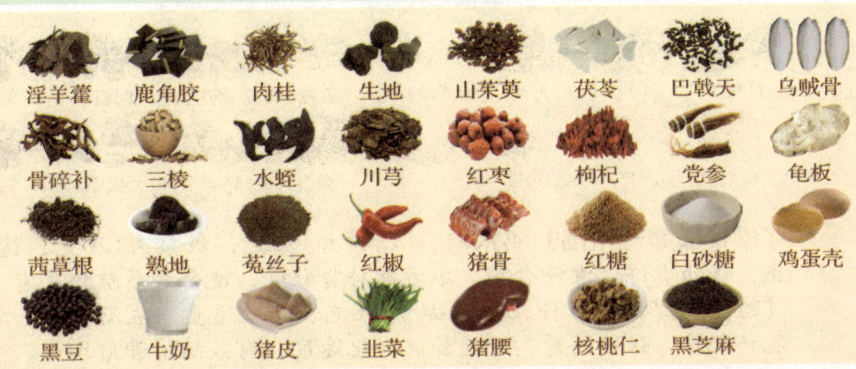

淫羊藿　鹿角胶　肉桂　生地　山茱萸　茯苓　巴戟天　乌贼骨
骨碎补　三棱　水蛭　川芎　红枣　枸杞　党参　龟板
茜草根　熟地　菟丝子　红椒　猪骨　红糖　白砂糖　鸡蛋壳
黑豆　牛奶　猪皮　韭菜　猪腰　核桃仁　黑芝麻

【单方验方】

【单方】取酒炒川芎10克放入锅内，水煎25分钟，取药液放入炖锅内，加入牛奶，以大火烧沸，放入适量冰糖末，搅拌均匀代茶饮用。有活血行气、补充钙质的作用，适用于骨质疏松患者。

【验方】淫羊藿、鹿角胶、肉桂、生地、山茱萸、茯苓、巴戟天、骨碎补、三棱各10克，水蛭8克。分2次煎煮，2次煎煮的药汁混合在一起饮用。分3次饮用。可补肾健脾、活血化瘀。

【食疗偏方】

【黑豆猪皮汤】猪皮200克、黑豆50克、红枣10枚（去核）、盐、鸡精各适量。煮汤食用。本品具有补肾壮骨、补充钙质、补血养颜等功效，适合骨质疏松、腰椎间盘突出、皮肤粗糙的患者食用。

【韭菜腰花】韭菜、猪腰各150克，核桃仁20克，红椒30克，盐、味精各3克，鲜汤、水淀粉各适量。炒食。本方对骨质疏松有很好的防治作用。

【党参炖猪骨】猪骨100克，党参、菟丝子、熟地各5克，盐适量，隔水炖4小时。此方适用于骨质疏松症患者，秋冬令调摄。

【中药偏方】

【健脾壮骨汤】乌贼骨100克，龟板12克，茜草根6克。水煎加红糖，每日2~3次分服。此方益气健脾，活血调肝。脾虚则肾经亏虚，骨骼失养，骨骼脆弱无力，以致发生骨质疏松症。

【芝麻核桃仁】黑芝麻250克，核桃仁250克，白砂糖50克。将黑芝麻拣去杂质，晒干，炒熟，与核桃仁同研为细末，加入白糖，拌匀后装瓶备用。每日2次，每次2.5克，温开水调服。能滋补肾阴，抗骨质疏松。

【龟板鸡蛋壳方】龟板、鸡蛋壳各100克，洗净沥干后研为细粉，用白糖50克和匀，每日服两次，每次服5克。此方适用于骨质疏松症和骨折中后期患者。

【核桃仁芝麻方】核桃仁100克，沸水浸泡后撕去表皮，沥干。黑芝麻50克，白砂糖30克，同捣烂和匀，每日2次，每次服15克。

骨质增生

[病症陈述] 骨质增生是骨关节退行性改变的一种表现，可分为原发性和继发性两种。临床表现为关节边缘骨质增生，关节发僵发累感，伴有疼痛，当活动后发僵现象好转，疼痛缓解，持续活动多后疼痛又加重。

【材料准备】

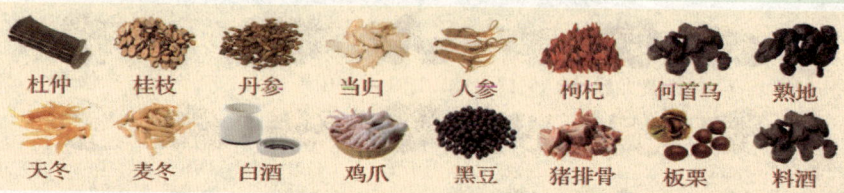

杜仲　桂枝　丹参　当归　人参　枸杞　何首乌　熟地
天冬　麦冬　白酒　鸡爪　黑豆　猪排骨　板栗　料酒

【食疗偏方】

【排骨板栗鸡爪汤】鸡爪2只，猪排骨175克，板栗肉120克，精盐3克，酱油少许。煮汤食用。本方能补肾壮骨，适合骨质疏松患者。

【杜仲煲排骨】杜仲30克，排骨200克、精盐适量。煮汤食用。本方能补肝肾、强健筋骨，延缓骨骼老化速度，有效防治骨质增生。

【中药偏方】

【黑豆酒】黑豆炒熟装入3000毫升料酒的坛子里，桂枝、丹参各150克，捣碎后加入坛子，密封浸泡3日，滤去药渣取适量饮用。

【八宝酒】人参、枸杞、何首乌、天冬、麦冬、熟地、当归各60克，捣碎装入纱布袋，浸入6000毫升白酒的酒坛中密封浸泡7天，取适量药酒饮用。

肩周炎

[病症陈述] 肩周炎是肩关节周围肌肉、肌腱、滑囊和关节囊等软组织的慢性无菌性炎症。症见肩部疼痛难忍，尤以夜间为甚，睡觉时常因肩怕压而取特定卧位，翻身困难，影响入睡。肩关节活动受限，影响日常生活。

【材料准备】

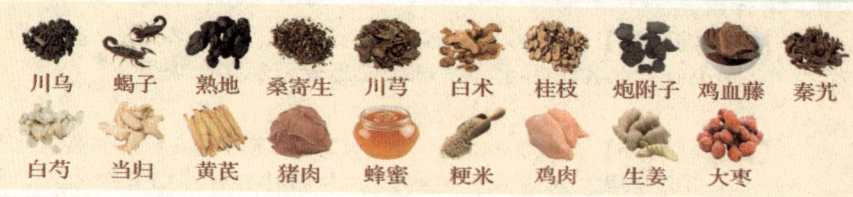

川乌　蝎子　熟地　桑寄生　川芎　白术　桂枝　炮附子　鸡血藤　秦艽
白芍　当归　黄芪　猪肉　蜂蜜　粳米　鸡肉　生姜　大枣

【食疗偏方】

【川乌生姜粥】川乌5克洗净；粳米50克，洗净，加水煮粥，快熟时加入川乌、生姜，待冷后加适量蜂蜜搅匀。每日1剂。本方祛散寒湿、通利关节。

【蝎子炖鸡】蝎子25克，鸡1只，猪肉100克，盐、糖、鸡汁各适量。炖汤食用。本方对治疗风湿痹痛引起的肩周炎、关节炎等均有疗效。

【中药偏方】

【通络止痛汤】生白术30克，炮附子15克，生姜3片，大枣3枚。水煎服，每日1剂。本方主治肩臂疼痛剧烈或远端放射。

【活血止痛汤】秦艽、桂枝、白芍、当归各12克，熟地黄12克，黄芪15克，桑寄生24克，鸡血藤20克。水煎服，每日2次。

颈椎病

[病症陈述] 颈椎病是指因为颈椎的退行性变引起颈椎管或椎间孔变形、狭窄，刺激、压迫颈部脊髓、神经根，并引起相应的临床症状的疾病。其症状多样而复杂，多数患者在一开始时症状较轻，以后才慢慢加重。

【材料准备】

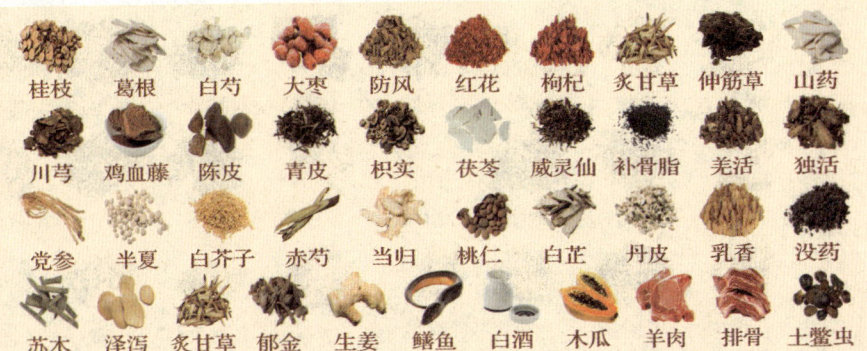

桂枝　葛根　白芍　大枣　防风　红花　枸杞　炙甘草　伸筋草　山药
川芎　鸡血藤　陈皮　青皮　枳实　茯苓　威灵仙　补骨脂　羌活　独活
党参　半夏　白芥子　赤芍　当归　桃仁　白芷　丹皮　乳香　没药
苏木　泽泻　炙甘草　郁金　生姜　鳝鱼　白酒　木瓜　羊肉　排骨　土鳖虫

【单方验方】

【单方】 取红花、土鳖虫各10克与白酒200毫升一起以文火煎煮30分钟，滤去药渣，取药酒适量饮用，有活血散瘀、通络止痛的功效，适用于颈椎病患者。

【验方】 桂枝12克，葛根15克，白芍15克，炙甘草6克，生姜4片，大枣5枚，防风12克，威灵仙12克。水煎服，每日2次。此方祛风散寒、调和营卫，主治风寒袭表型颈椎病。

【食疗偏方】

【木瓜煲羊肉】 木瓜300克，羊肉300克，伸筋草15克，盐、味精、胡椒粉各适量。木瓜洗净，去皮切块；羊肉洗净，氽水切块，放入煲内，加入适量清水，大火煮沸后转小火，煲至七成熟是放入木瓜、伸筋草，煮熟手加入盐、胡椒粉、味精调味即可。本方可强筋健骨、活血通络、祛风除湿，对颈椎病、风湿性关节炎等均有疗效。

【山药鳝鱼汤】 鳝鱼2尾，山药25克，枸杞5克，补骨脂10克，盐5克，葱段、姜片各2克。煮汤食用。具有行气活血、补肾壮骨的功效，适合颈椎病患者、腰膝酸痛患者食用。

【羌活川芎排骨汤】 羌活、独活、川芎、鸡血藤各10克，党参、茯苓、枳壳各8克，排骨250克，姜片5克，盐4克。煮汤食用。有散寒除湿、行气活血、益气强身等功效，适合颈椎病患者食用。

【中药偏方】

【祛湿通络汤】 半夏、川芎、白芥子、当归、赤芍各10克，陈皮、青皮各8克，枳实8克，茯苓、郁金各12克。水煎服，每日2次，6天为1个疗程。此方祛湿化痰、散瘀通络。主治（痰瘀交阻型）颈椎病。

【十全补酒】 取川芎、当归各15克，桃仁、白芷、丹皮、红花、乳香、没药各9克，苏木、泽泻各12克一起捣碎，放入装有2000毫升白酒的容器内，密封浸泡7天，滤去药渣后适量饮用。有祛瘀消肿、活血止痛的作用，适用于颈椎病患者。

神经衰弱

[病症陈述] 神经衰弱属于心理疾病，是精神容易兴奋和脑力容易疲乏，常有情绪烦恼和心理、生理症状的神经症性障碍。多发于青壮年，16～40岁之间多发，以脑力劳动者、青年学生多见。

【材料准备】

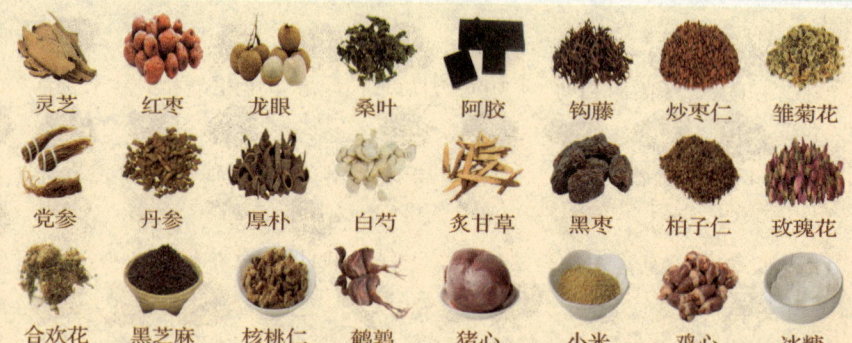

灵芝　红枣　龙眼　桑叶　阿胶　钩藤　炒枣仁　雏菊花
党参　丹参　厚朴　白芍　炙甘草　黑枣　柏子仁　玫瑰花
合欢花　黑芝麻　核桃仁　鹌鹑　猪心　小米　鸡心　冰糖

【单方验方】

【单方】龙眼50克，黑枣30克，冰糖适量。龙眼去壳，洗净去核备用；黑枣洗净。锅中加水烧开，下入黑枣煮5分钟，加入龙眼。一起煮25分钟，再下入冰糖煮至溶化即可。补益心脾、养血安神，可改善睡眠，提高睡眠质量，适用于神经衰弱、心悸、失眠、多梦等症。

【验方】玫瑰花4.5克，雏菊花、合欢花、厚朴各9克，生白芍12克，炙甘草3克。水煎服，每日1剂，分2次服。

【食疗偏方】

【灵芝鹌鹑汤】灵芝60克，红枣12枚，鹌鹑2只，盐、味精、鸡精各适量。煮汤食用。鹌鹑富含优质蛋白，而灵芝是宁神定志、益智补脑的佳品，两者共用，对神经衰弱、失眠健忘有很好的疗效。

【烤鸡心】鲜玫瑰花50克（干品15克），鸡心500克，盐适量。先将玫瑰花放在小锅中，加入食盐和适量水煎煮10分钟，待冷备用。鸡心洗净，切块，用竹签穿在一起后，蘸玫瑰盐水反复在火上烤炙，趁热食用。本方养血安神，适用于神经衰弱，症见惊悸失眠等症。

【红枣柏子小米粥】小米100克，红枣10枚，柏子仁15克，白糖少许。煮粥食用。健脾养心、益气安神，适合心神不宁、失眠多梦的神经衰弱患者食用。

【党参炖猪心】猪心1个，党参15克，丹参10克。将党参和丹参用纱布包好，加水与猪心共炖熟。吃肉饮汤，日服1次。本方用于神经衰弱及气血虚弱引起的心悸、多梦、失眠等。

【中药偏方】

【核桃芝麻丸】将核桃仁、黑芝麻、桑叶各30克，捣如泥状，做成丸子，每丸约3克重。每次服9克（3丸），每日2次。本方对神经衰弱、健忘、失眠、多梦、食欲不振等症均有疗效。

【阿胶钩藤饮】将阿胶10克、钩藤30克、酸枣仁25克水煎内服，每日1剂，日服3次，兑酒饮，具有养肝、宁心、安神等作用，患者服药15～20天后，头昏眼花、虚烦失眠、健忘多梦症状渐渐缓解。

记忆力下降

[病症陈述] 记忆力下降，临床上尤以40～60岁的知识女性最为多见，她们迫切渴望知识更新，却常常感到力不从心；一些中青年男性，由于社会压力引发心理问题，感到工作紧张、焦虑、易怒，导致记忆力下降。

【材料准备】

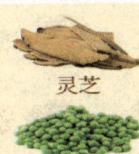 灵芝　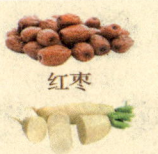 红枣　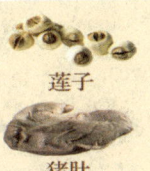 莲子　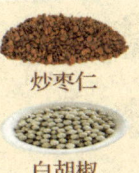 炒枣仁　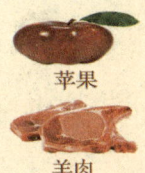 苹果

豌豆　萝卜　猪肚　白胡椒　羊肉

【食疗偏方】

【羊肉萝卜汤】羊肉100克，苹果150克，豌豆100克，萝卜300克，香菜、胡椒粉、盐、醋各少许。煮汤食用，可改善老年性记忆力减退。

【胡椒猪肚】猪肚1个，处理干净，白胡椒15克，略打碎放入猪肚内，用线扎紧，放砂锅内炖食。每2天服1次，连服5次。

【中药偏方】

【灵芝红枣茶】灵芝60克，红枣12枚。煎水服用。灵芝宁神定志、益智补脑，红枣养心安神，共用对神经衰弱、记忆力下降有很好的疗效。

【莲子枣仁饮】莲子30克，炒酸枣仁15克，红枣10克，水煎，吃莲子红枣，饮汤。本方可治神经衰弱、失眠、健忘等症。

脱发

[病症陈述] 脱发是指头发脱落的现象。正常脱落的头发都是处于退行期及休止期的毛发，进入退行期与新进入生长期的毛发不断处于动态平衡。病理性脱发是指头发异常或过度脱落。

【材料准备】

何首乌　女贞子　生地　山药　菟丝子　侧柏叶　旱莲草　泽泻　核桃仁　当归

党参　茯苓　榧子　甘草　桑葚　骨碎补　芝麻　大米　白砂糖

【食疗偏方】

【核桃芝麻糊】核桃仁50克，芝麻50克，白砂糖适量，煮成糊食用。核桃补肾气，芝麻乌发防脱，合用对肾气亏虚引起的脱发有一定疗效。

【首乌核桃羹】大米100克，核桃50克，何首乌10克，盐适量。煮粥食用。本方能滋阴养血、乌发防脱。

【中药偏方】

【何首乌女贞子方】取何首乌、女贞子、旱莲草、生地、泽泻、桑葚、山药各20克，菟丝子、党参、茯苓各15克，骨碎补、当归各10克，甘草5克，水煎取液，加适量白砂糖搅匀即可，每次服200毫升，每日2次。

【侧柏叶汤】榧子3枚，侧柏叶30克，煮水洗头。对肾虚型脱发有效。

阿尔茨海默病

[病症陈述] 阿尔茨海默病又叫老年性痴呆,是一种中枢神经系统变性病,起病隐袭,病程呈慢性进行性,是老年期痴呆最常见的一种类型。主要表现为渐进性记忆障碍、认知功能障碍、人格改变及语言障碍等症状。

【材料准备】

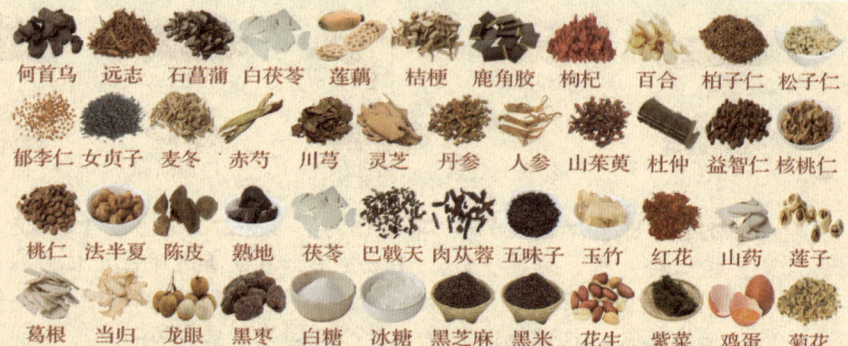

何首乌　远志　石菖蒲　白茯苓　莲藕　桔梗　鹿角胶　枸杞　百合　柏子仁　松子仁
郁李仁　女贞子　麦冬　赤芍　川芎　灵芝　丹参　人参　山茱萸　杜仲　益智仁　核桃仁
桃仁　法半夏　陈皮　熟地　茯苓　巴戟天　肉苁蓉　五味子　玉竹　红花　山药　莲子
葛根　当归　龙眼　黑枣　白糖　冰糖　黑芝麻　黑米　花生　紫菜　鸡蛋　菊花

【单方验方】

【单方】 枸杞10克、百合10克,放入杯中,冲入开水加盖闷10分钟,代茶频饮,可滋补肝肾、养心安神、抗衰防老,对防治老年性痴呆症大有益处。

【验方1】 何首乌6克,远志3克,石菖蒲1.9克,白茯苓3克,莲藕6克,桔梗3克,鹿角胶6克。水三碗煎八分,一服药可煎2~3次,温服,忌用糖。

【验方2】 枸杞、制首乌、玉竹、女贞子、麦冬、石菖蒲、赤芍、川芎、菊花各12克,灵芝10克,丹参15克。水煎服,每日1剂,分早晚2次服。20天为1个疗程。

【食疗偏方】

【核桃芝麻花生豆浆】 核桃仁30克,黑芝麻40克,花生50克,一起放入豆浆机中,加水适量,搅打成豆浆即可饮用。每周食用2~3次。本品对改善老年性痴呆症有一定的食疗效果,此外,还能预防老年人便秘。

【紫菜鸡蛋汤】 紫菜10克,鸡蛋2个,炖汤。适用于老年痴呆患者辅助治疗。

【核桃莲子黑米粥】 黑米80克,莲子、核桃仁各适量,白糖4克。黑米泡发洗净;莲子去心洗净;核桃仁洗净。锅置火上,倒入清水,放入黑米、莲子煮开。加入核桃仁同煮至浓稠状,调入白糖拌匀即可。本方适合心律失常、失眠健忘的患者食用。

【中药偏方】

【三仁汤】 柏子仁25克,松子仁20克,郁李仁25克。水煎服。此汤具有很好的润肤美容功效,能延缓衰老。

【龙眼黑枣汤】 龙眼50克,黑枣30克,冰糖适量。龙眼去壳,洗净去核备用;黑枣洗净。锅中加水烧开,下入黑枣煮5分钟,加入龙眼。一起煮25分钟,再下入冰糖煮至溶化即可。

【清神汤】 人参、山茱萸、杜仲、益智仁、桃仁、法半夏、陈皮各10克,熟地、茯苓、麦冬、巴戟天、肉苁蓉、赤芍各12克,五味子、石菖蒲、远志、红花各6克,山药、葛根各30克,当归、丹参各15克。水煎,日服1剂。连服14剂,本方对健忘、失忆等症有一定的疗效。

第9章
美容护理奇效偏方速查

● 爱美是人的天性，每个人都想拥有干净清爽的容颜和健美的体态。但由于现代人工作繁忙、生活压力大、精神紧张，容易产生免疫力下降、内分泌紊乱、毒素积存等多种导致皮肤问题的内因。于是，熊猫眼、青春痘、黑头、色斑等严重影响人们容颜的众多问题就接踵而来，让人防不胜防。本章介绍了14种常见的容颜、体态问题，每种症状分别列举了一系列的奇效小偏方。希望朋友们能从中受益，做好日常保健护理，远离疾病的困扰，保持健康与容颜清爽。

消除黑眼圈

[病症陈述] 眼眶发黑常因睡眠不足、长期熬夜、久病体虚和烟酒刺激等生活规律异常而引起双目无神、眼睑灰暗，俗称"熊猫眼"；而中医认为，眼眶发黑是肾虚之故。

【材料准备】

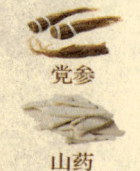 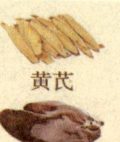 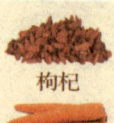 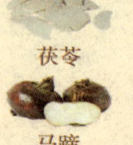 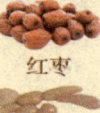 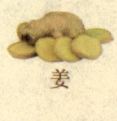

党参　黄芪　枸杞　茯苓　红枣　姜
山药　猪肝　胡萝卜　马蹄　鸡腰

【美容偏方】

【药膳猪肝汤】猪肝300克，处理干净后切片，汆去血水，备用；党参10克，黄芪15克，枸杞5克，分别洗净，与猪肝共煮汤食用。猪肝具有补肝明目、滋阴养血的功效，黄芪补肾、益气固表，党参补中益气，枸杞滋肾明目，搭配同食有助于褪去黑眼圈。

【胡萝卜马蹄煮鸡腰】胡萝卜、马蹄各100克，鸡腰150克，山药、枸杞、茯苓、黄芪各10克，姜5克，盐、料酒、味精各适量。煮食。本方补肾明目，适宜因肾虚而致眼眶发黑者食用。

【红枣枸杞饮】取红枣3～4枚、枸杞1小把，洗净后，将红枣和枸杞放入水杯中，以开水冲泡，闷10分钟后饮服，也可用水煮沸饮服。

防治嘴唇干裂

[病症陈述] 嘴唇干裂多发生在秋冬季节，主要是秋冬气候干燥、风沙大，加上人体维生素B_2、维生素A摄入量不足造成的。预防措施为多喝水，多吃新鲜蔬菜水果补充维生素。可以适当使用护唇膏。

【材料准备】

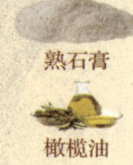 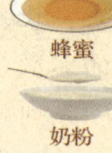 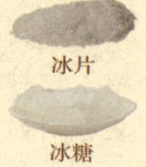 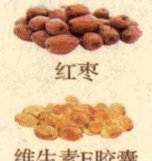 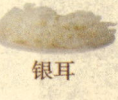

熟石膏　蜂蜜　冰片　红枣　银耳
橄榄油　奶粉　冰糖　维生素E胶囊

【美容偏方】

【银耳炖冰糖】用银耳50克、红枣10枚炖冰糖，每日分3～4次饮用，对嘴唇干裂有较好疗效。

【橄榄油】在睡前将橄榄油涂在嘴唇上20分钟以上，然后擦净。每日坚持。5～7天即可见效。

【奶粉糊】将少量奶粉用水调成糊状，厚厚地涂在嘴唇上。待干后除去。

【蜂蜜糊剂】取熟石膏50克，过细筛，加蜂蜜50克、冰片3克。搅匀装瓶备用。每日涂患处2～3次。治疗效果极佳。

【蜂蜜维E】将几粒维生素E胶囊溶液挤进1勺蜂蜜中；将混合物搅拌成淡黄色糊状；睡觉前用棉棒取一点儿轻轻抹在嘴唇上。可治嘴唇干裂。

抚平青春痘

[病症陈述] 痤疮俗称青春痘，为慢性炎症性毛囊皮脂腺疾病，是皮肤科最常见的疾病之一。痤疮是一种多因素的疾病，其发病主要与性激素水平、皮脂腺大量分泌、痤疮丙酸杆菌增殖，毛囊皮脂腺导管的角化异常及炎症等因素相关。

【材料准备】

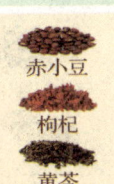 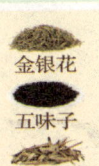 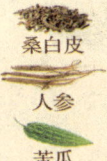 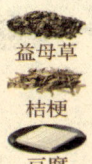 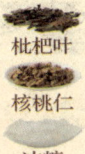 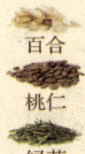 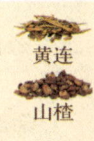

赤小豆　金银花　桑白皮　益母草　枇杷叶　百合　黄连
枸杞　五味子　人参　桔梗　核桃仁　桃仁　山楂
黄芩　甘草　苦瓜　豆腐　冰糖　绿茶

【美容偏方】

【苦瓜炖豆腐】苦瓜250克，豆腐200克，食用油、盐、酱油、葱花、汤、香油各适量。炖食。

【红豆沙】赤小豆25克，百合10克，枸杞10克，冰糖25克。共炖食用。

【五味子人参核桃饮】五味子9克，人参10克，核桃仁10克，共入锅，加水煮沸，续煮35分钟，加入白砂糖搅拌均匀即可，每日2次。

【枇杷饮】枇杷叶9克，桑白皮9克，黄连6克，黄芩9克，甘草6克。水煎，煎2次，合并药液，分2~3次，饭后半小时温热服用。

【桃仁山楂饮】9克桃仁捣碎，10克山楂，水煎服。

【金银花绿茶饮】金银花5克，绿茶5克，洗净，开水冲泡代茶饮。

缓解过敏

[病症陈述] 过敏是指对某些物质（如细菌、花粉、食物或药物）、境遇（如精神、情绪激动或暴露在阳光下）或物理状况（如受冷）所产生的超常的或病理的反应。

【材料准备】

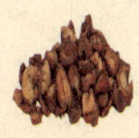 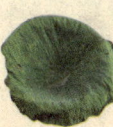 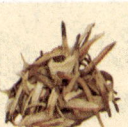 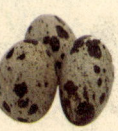 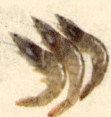 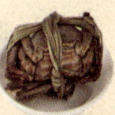

山楂　鲜荷叶　甘草　鹌鹑蛋　虾壳　海蟹

【美容偏方】

【生鹌鹑蛋】鹌鹑蛋1个，打破生饮。理虚固表，可防止如食鱼虾后皮肤过敏或呕吐以及注射药物引起的过敏等。

【山楂荷叶饮】取山楂80克，新鲜荷叶1张，甘草5克。水煎，煎2次，合并药液，分2~3次，饭后半小时左右服用1次。每日1剂，连服3~4周即可见效。

【煮虾壳】加水煮虾壳饮服，并洗擦。解毒，止痒，用于治食虾过敏引起的皮肤刺痒、红疹。

【海螃蟹】用海蟹煎汤洗患处或将海蟹捣烂涂敷患处。清热解毒，用于治疗接触性皮炎。

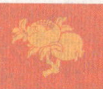

清除狐臭

[病症陈述] 腋臭俗称狐臭，主要症状是腋窝等褶皱部位散发难闻气味，影响患者的生活，严重者会导致患者心理障碍。这主要与大汗腺的生理结构和功能有关。由于大汗腺于青春期分泌旺盛，故本症多见于青壮年。

【材料准备】

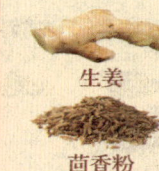
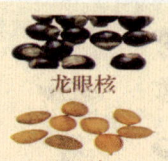
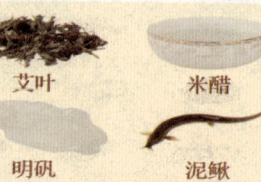
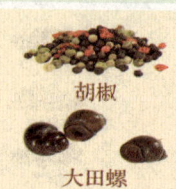

生姜　龙眼核　艾叶　米醋　胡椒
茴香粉　巴豆仁　明矾　泥鳅　大田螺

【美容偏方】

【醋疗法】 米醋100克，茴香粉5克。调匀，涂擦。散瘀，杀虫，辟秽。

【泥鳅涂抹法】 将泥鳅捣烂，涂敷腋下，连涂数次，直至治愈。

【大田螺疗法】 大田螺、巴豆仁各1个，待田螺张开，将巴豆仁纳入，放于杯中，夏1夜，冬则7夜，自然成水。取此水搽之，日久见效。

【生姜疗法】 鲜生姜洗净捣碎，绞汁，涂汁于腋下，每日数次。

【胡椒龙眼核治狐臭法】 将50粒胡椒、12粒龙眼核一同研成细末，敷于腋窝，对狐臭有治疗作用。

【艾叶明矾盐法】 取艾叶20克，晒干研细；明矾20克，捣成细末，与200克细盐一起炒热，待温后敷于腋下即可，对狐臭有一定疗效。

保持口气清新

[病症陈述] 从病理学的角度讲，口臭的产生是由于机体失调导致口内出气臭秽。从社会关系的角度讲，没有人会愿意和口中有异味的人靠得太近，即使对方是你的朋友。

【材料准备】

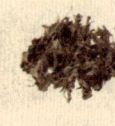
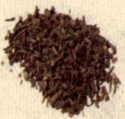
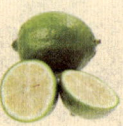
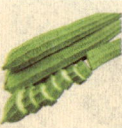
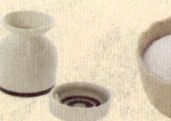

艾草　丁香　柠檬　丝瓜　清酒　盐

【美容偏方】

【老丝瓜汤】 老丝瓜1条，盐少许。将丝瓜洗净，连皮切段，加水煎煮半小时，放盐再煮半小时即成，每天喝2次。可清热降火，除口臭。

【柠檬化浊】 取柠檬榨汁饮用，其皮细嚼咽汁。中医认为，柠檬有"和胃，解毒气"的功效，故此方常用治胃热口臭。

【艾草酒汁】 将艾草装入一个广口容器，以清酒装满，密封泡浸四五天，再将泡浸数天的艾草取出，绞汁一杯，与少许蜂蜜或等量的白开水兑匀食用。若在睡前服用，隔天即可全除口臭，清新口气。

【丁香疗法】 取丁香洗净，含于口中1粒。可除口臭，令口气芳香。用于治疗湿热或秽浊之气，舌苔黄腻或白腐腻苔之口臭等。

肌肤保湿

[病症陈述] 机体的水分，为健康所需，也为美丽所需，它既有润滑的作用，又有减肥的作用。适当充足的水分，可以滋润皮肤，防止褶皱，减少油脂的积聚，又能消除人体臃肿。

【材料准备】

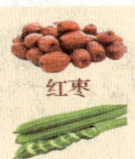 红枣　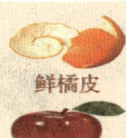 鲜橘皮　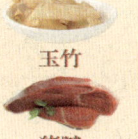 玉竹　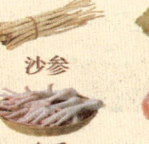 沙参　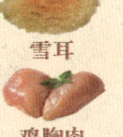 雪耳　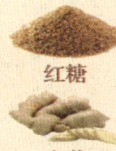 红糖

丝瓜　苹果　猪腱　鸡爪　鸡胸肉　生姜

【美容偏方】

【丝瓜鸡片汤】 丝瓜150克，鸡胸肉200克，生姜5克，盐6克，味精5克，生粉适量。煮汤食用。本方能防止皮肤老化、消除斑块，从而使皮肤更加水润、白嫩，是美容的佳品。

【苹果雪耳猪腱汤】 苹果4个，雪耳15克，猪腱250克，鸡爪2个，水适量、盐适量。煮汤食用。本方能滋阴润肤。

【橘皮红枣汁】 红枣8枚，新鲜橘皮1个，红糖少许。煎煮饮用。此汁具有开胃健脾、补气养血的功效，也能滋润肌肤，让脸色红润。

【玉竹沙参饮】 玉竹30克，沙参30克，煎水服。玉竹、沙参都是养阴生津的良药，能改善干裂、粗糙的皮肤状况，使之滋润嫩滑。

滋润美白

[病症陈述] 女人天生爱美，东方女性对皮肤白皙的追求孜孜不倦，所以有"一白遮三丑"的说法，美白是女人毕生的事业。从中医学观点来讲，要想拥有美丽白皙的皮肤，内外调理才是真正得当的方法。

【材料准备】

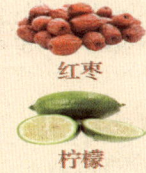 红枣　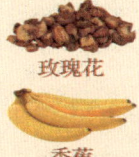 玫瑰花　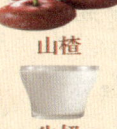 山楂　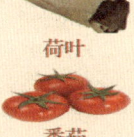 荷叶　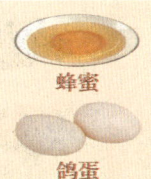 蜂蜜

柠檬　香蕉　牛奶　番茄　鸽蛋

【美容偏方】

【番茄蜜】 番茄、蜂蜜各适量。将番茄洗净，切碎捣烂，用纱布过滤取汁，加少许蜂蜜搅匀。涂于面部及皮肤上，每2日1次。

【鸽蛋清】 鸽蛋数枚，富强粉少许。取鸽蛋清加富强粉调拌如膏状，装入瓷瓶内备用。每日早晚洗脸后涂抹面部。可白润皮肤。

【红枣山楂茶】 红枣10枚，玫瑰花3朵，山楂10克，荷叶10克，柠檬半个。水煎。去渣取汁。本方不仅口感好，而且健胃消食，有一定的美白功效。

【香蕉牛奶方】 香蕉1条，去皮捣成泥，加入20毫升牛奶调匀，涂于面部，20分钟后洗净。本方可使皮肤白嫩光滑。

悦颜去皱

[病症陈述] 皱纹是指皮肤受到外界环境影响，形成游离自由基，自由基破坏正常细胞膜组织内的胶原蛋白、活性物质、氧化细胞而形成的小细纹、皱纹。产生皱纹的原因有很多，如水分不足、睡眠质量差、暴晒等。

【材料准备】

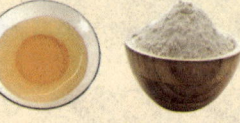 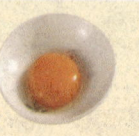 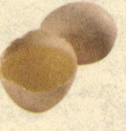 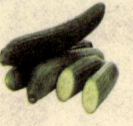 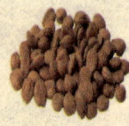

蜂蜜　　面粉　　鸡蛋黄　　鸡蛋清　　黄瓜　　杏仁

【美容偏方】

【蛋蜜粉】 鸡蛋黄1个，蜂蜜1匙，面粉1匙半，共放瓷皿内搅匀，涂敷在脸上皱纹处，15分钟后用温水洗净，再涂上珍珠冷霜，按摩皱纹处，然后用纱布擦掉。每日2次。可除脸部皮肤皱纹。

【黄瓜汁】 将黄瓜洗净，捣烂取汁。脸洗净，将黄瓜汁涂于面部，每日1次，很快见效。本方养颜润肤，抗衰老。

【饭团去皱法】 挑软的温热的熟米饭揉成团，放在面部轻揉，把皮肤毛孔内的油脂、污物吸出，直到米饭团变得油腻污黑，然后用清水洗掉。

【杏仁膏】 杏仁适量研磨成粉，用适量鸡蛋清调匀，晚上洁面后涂于面部，次日早晨温水洗净即可。此膏能绷紧皮肤、润肤、去皱。

祛斑淡斑

[病症陈述] 中医强调人体是一个有机的整体，而皮肤是肌体最外层的一部分，它与脏腑、经络、气血等有着密切的关系，若功能失调、经脉阻滞，则脸上会是色素沉着、斑点密布。

【材料准备】

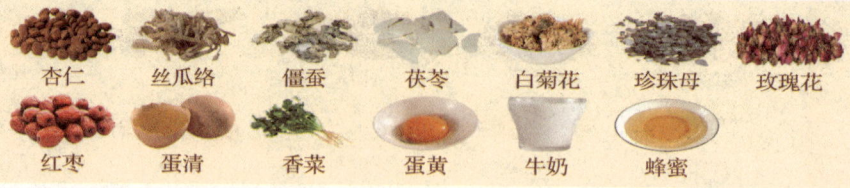

杏仁　丝瓜络　僵蚕　茯苓　白菊花　珍珠母　玫瑰花
红枣　蛋清　香菜　蛋黄　牛奶　蜂蜜

【美容偏方】

【香菜水】 取香菜适量，洗净后加水煎煮，用汤汁洗脸，久用见效。

【丝瓜络汤】 丝瓜络10克，僵蚕、茯苓各10克，白菊花10克，珍珠母20克，玫瑰花3朵，红枣10枚。将上述各味加水煎煮浓汁2次，混合。分2次饭后服用，连服10天见效。

【蜂蜜涂抹法】 蜂蜜搅匀，涂于斑点处。蜂蜜含有蛋白质、多种矿物质、有机酸、多种酶、多种维生素等，对黄褐斑、老人斑有一定作用。

【杏仁蛋清】 杏仁浸泡后去皮，捣烂如泥，加入蛋清调匀。每晚睡前涂搽，次晨洗去，直至斑退。

【蛋黄方】 鸡蛋1枚，嗑开取蛋黄，加适量牛奶搅匀涂面，15分钟后洗净。

排毒轻身

[病症陈述] 中医认为肥胖的原因主要有嗜食肥甘厚、久卧不动、脏腑失调等。所以中医主张从饮食、运动、中药健脾化痰、调肝补虚等方面，以调整人体脏腑阴阳气血平衡为手段，来肩增加人体脂肪代谢，从而减肥瘦身。

【材料准备】

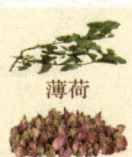

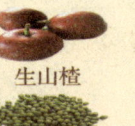
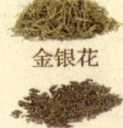
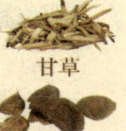
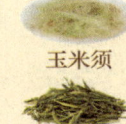
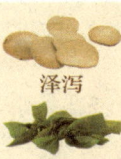

薄荷　生山楂　金银花　甘草　玉米须　泽泻
玫瑰花　绿豆　决明子　陈皮　绿茶　海带

【美容偏方】

【玉米须饮】玉米须适量，开水冲服。代茶饮。利湿轻身。对慢性肾炎、膀胱炎、胆囊炎、风湿痛、高血压、肥胖症等均有疗效。

【昆布草决明汤】海带10克，决明子15克。水煎，滤除药。吃海带饮汤。可祛脂降压，适用于高血压、冠心病及肥胖者减肥食用。

【草本瘦身茶】玫瑰花、决明子、山楂、陈皮、甘草、薄荷、泽泻各适量。将所有材料用沸水冲泡15分钟即可。常饮此茶能起到排毒瘦身的效果。

【金银花绿茶】金银花5克，绿茶3克。将材料放进茶壶中，倒入开水；浸泡约5~10分钟后即可饮用。此茶具有良好的杀菌排毒效果。

洁齿白牙

[病症陈述] 在生活中有许多原因会使我们的牙齿变黄、变黑，例如饮食、卫生习惯以及牙齿的自然老化等等。要做到注意口腔卫生、少食用含色素的食物，再加上日常的细心护理，可让你的牙齿健康洁白。

【材料准备】

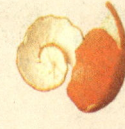
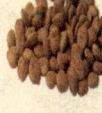
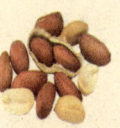
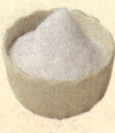
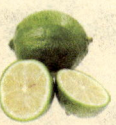
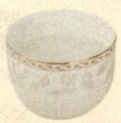

橘皮　杏仁　花生　盐　柠檬汁　白醋

【美容偏方】

【柠檬汁】每晚刷牙后用纱布蘸些柠檬汁，摩擦牙齿。

【陈醋、白醋美白法】把白醋含在嘴里1~3分钟，然后吐掉白醋，用牙膏再刷一次牙，能起到很好的美白效果。本方可约两月使用一次。

【嚼生花生】把生花生嚼碎，不要吞下去，拿花生屑当牙膏刷牙，可以让牙齿变白。

【食盐美白法】每次刷牙时在牙膏上撒点盐，然后刷牙，能美白牙齿。

【橘皮美白法】把橘子皮晒干，磨成粉，和牙膏混在一起刷牙。

【杏仁盐美白法】盐120克，30克杏仁。将盐炒过，杏仁浸泡去皮，再将两者研成膏即可。本方可洁齿。

去除黑头

[病症陈述] 黑头又称黑头粉刺,为开放性粉刺。是皮肤油脂在空气中的氧化而造成,发臭发黑,黑头粉刺常见于青春发育期的青少年,好发于面部、前胸和孔中的黑点,挤出后形如小虫,顶端发黑。

【材料准备】

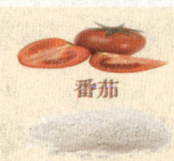 番茄　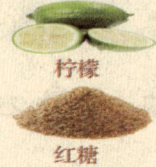 柠檬　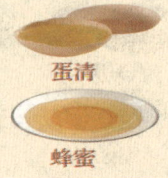 蛋清　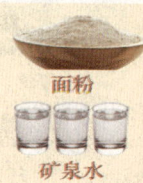 面粉

珍珠粉　红糖　蜂蜜　矿泉水

【美容偏方】

【番茄柠檬方】 番茄50克洗净去皮,切块;柠檬1个,去皮、籽,共入搅拌机中打成果泥,加适量面粉做成面膜,洁面后涂于面部。本方不仅能去黑头,还能深层清洁肌肤、美白、去除多余角质。

【蛋清疗法】 将化妆棉或专用面膜纸浸入蛋清中敷脸30分钟,可紧致肌肤、收缩毛孔、柔滑细嫩、去黑头。

【珍珠粉】 取适量珍珠粉放入小碟中,加矿泉水调成膏状,涂在脸上,用面部按摩的手法按摩,直到珍珠粉变干,用清水洗净即可。

【红糖蜂蜜】 将红糖和蜂蜜调匀后,均匀涂抹在T字部位,红糖拥有较强的颗粒性,揉搓时感觉就像磨砂一样,去黑头效果比较理想。

润发香发

[病症陈述] 头发变得枯黄干燥易折断,表示头发的生命已受威胁,这都归因平日护理不当,才会导致营养不良,再加上头发组织容易受到破坏,令头发的水分和蛋白质流失,此时当然要适当地护理,补充"养料"。

【材料准备】

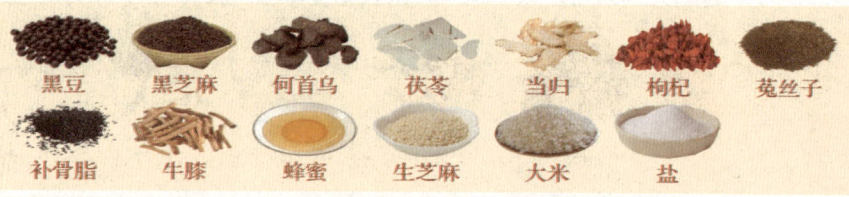

黑豆　黑芝麻　何首乌　茯苓　当归　枸杞　菟丝子

补骨脂　牛膝　蜂蜜　生芝麻　大米　盐

【美容偏方】

【黑豆润发】 黑豆150克,盐少许。遵古法炮制,即经九蒸九晒,口嚼后淡盐水送服。每次吃6克,日服2次。可乌须黑发。

【黑芝麻粥】 黑芝麻25克,大米、水适量。将大米洗净,泡发;再把黑芝麻捣碎,与大米一起放进锅中,加适量水,熬成粥。每日食用,可乌发。

【乌发蜜汤】 何首乌、茯苓各20克,当归、枸杞、菟丝子、补骨脂、黑芝麻各10克,牛膝15克,蜂蜜适量。各药材洗净放进锅中,加适量水,煎水取汁。本方可补血养阴。

【芝麻油】 生芝麻榨取其油,涂抹头皮,每日数次。可润燥、泽肤,用于头发枯干、脱落不生。